dtv

W0076324

Als Teil des Kosmos ist der Mensch, wie die Traditionelle Chinesische Medizin weiß, eingebettet in die universelle Rhythmik des Jahreslaufs. Unsere physiologischen Funktionen spiegeln den periodischen Wandel, das Ansteigen und Absinken von Yin und Yang, wider. Wer sich Gesundheit und Vitalität erhalten will, sollte daher im Einklang mit diesem kosmischen Geschehen leben. Die Traditionelle Chinesische Medizin hat anhand des Kalenders präzise Regeln für Ernährung und Verhalten entwickelt, die das Wohlbefinden fördern und Krankheiten vorbeugen. Sie sind auch in unseren Breiten nützlich und können der Gesundheitspflege dienlich sein. Das Buch erklärt kulturelle und medizinische Hintergründe und bietet einfach nachzukochende Rezepte, Übungen und Tipps für ein gesundes Leben rund ums Jahr.

Susanne Hornfeck, Sinologin und Germanistin, ist Autorin und Übersetzerin. Fünf Jahre lebte und lehrte sie in Taipei.

Nelly Ma, aufgewachsen in Peking, ist Universitätsdozentin für Chinesische Sprache in Passau und vertraut mit den Methoden der Traditionellen Chinesischen Medizin.

Susanne Hornfeck · Nelly Ma

Gesund leben
nach dem
chinesischen
Kalender

Mit zahlreichen Abbildungen

Deutscher Taschenbuch Verlag

Von Susanne Hornfeck und Nelly Ma
sind im Deutschen Taschenbuch Verlag erschienen:

Die acht Schätze der chinesischen Heilküche (dtv 34125)
Chinesische Hausmittel (dtv 36286)

Die Autorinnen danken der TCM-Ärztin
Dr. med. Hannelore Janssen, Miesbach,
für fachkundige Durchsicht des Manuskripts.

Originalausgabe
Oktober 2007
© 2007 Deutscher Taschenbuch Verlag GmbH & Co. KG,
München
www.dtv.de
Umschlagkonzept: Balk & Brumshagen
Umschlagbild: Günter E. Hornfeck
Kalligraphien: Nelly Ma
Illustrationen: He Gen De
Satz: Greiner & Reichel, Köln
Gesetzt aus der Rotis 9,5/12,25˙
Druck und Bindung: Druckerei C.H. Beck, Nördlingen
Gedruckt auf säurefreiem, chlorfrei gebleichtem Papier
Printed in Germany · ISBN 978-3-423-34437-1

Inhalt

Einführung

China besitzt eine alte bäuerliche Kultur, die wie kaum eine andere vom Kalender geprägt wird. Seit Jahrtausenden hat man den Wandel der Natur, abhängig vom Sonnenstand, beobachtet und ihn durch das Wirken gegensätzlicher Kräfte, Yin und Yang, zu erklären versucht. Auch der Mensch, als Teil des Kosmos, ist aus chinesischer Sicht in die universale Rhythmik eingebettet. Seine physiologischen Funktionen befinden sich im Gleichtakt mit diesem periodischen Wandel, dem Ansteigen und Absinken von Yin und Yang. Wer Gesundheit und Vitalität erhalten will, der sollte, so weiß es die Traditionelle Chinesische Medizin, im Einklang mit diesem kosmischen Geschehen leben.

Sonne und Mond – der chinesische Kalender

Um den zyklischen Charakter der Zeit darzustellen, wurde nach chinesischem Verständnis ein bestimmter Zeitpunkt nicht allein durch Jahr, Monat, Tag und Stunde definiert, sondern in ein rhythmisches Muster eingeordnet. Der traditionelle, am landwirtschaftlichen Geschehen orientierte Kalender basiert auf der Beobachtung des Sonnenverlaufs. Er teilt das Sonnenjahr in 24 Abschnitte (*jieqi*) von jeweils 15 oder 16 Tagen. Diese entsprechen einem Segment von jeweils 15 Grad in der Ekliptik. Null Grad entspricht der Frühlings-Tagundnachtgleiche, 180 Grad der Herbst-Tagundnachtgleiche, 90 Grad der Sommersonnenwende und 270 Grad der Wintersonnenwende. Bezugspunkt ist der 120. östliche Meridian (Peking 116°25'O, auch *huangjing* oder Gelber Meridian). Das Jahr beginnt immer mit dem ersten Neumond nach dem Jahresabschnitt »Große Kälte« Anfang Februar. Auf diese Weise konnten jeweils sechs Abschnitte mit den Jahreszeiten in Einklang gebracht werden, die sich auf das Wettergeschehen in Nordchina beziehen.

Kombiniert wurden diese Beobachtungen mit einem am Mondzyklus ausgerichteten Kalender, dessen Monate immer mit dem Neumond beginnen. Nach diesem Kalender werden die Jahresfeste gefeiert, die sich um bis zu vier Wochen verschieben können. Auf diese Weise wurden im chinesischen Kalender der solare und der lunare Aspekt kombiniert. Während solare Kalender, wie unser westlicher, auf der Bewegung der Erde um die Sonne basieren und die Monate keinen Bezug zu den Phasen des Mondes haben, verbindet der chinesische Kalender die Bewegungen der Erde um die Sonne (solarer Aspekt) mit den Bewegungen des Mondes um die Erde (lunarer Aspekt). Um das Sonnenjahr mit den Monatsperioden zu korrelieren, werden in bestimmten und genau errechneten Abständen immer wieder entsprechende »Schaltmonate« eingefügt.

Anzahl und Länge der am Sonnenstand orientierten Jahresabschnitte *(jieqi)* bleiben aber immer gleich. Jeweils sechs jieqi bilden eine Jahreszeit. Die Traditionelle Chinesische Medizin (TCM) hat gemäß den 24 Jahresabschnitten präzise Verhaltensregeln entwickelt, die das Wohlbefinden fördern und Krankheiten vorbeugen sollen.

Yin und Yang im Jahreslauf

Es sind vor allem die dualen Kräfte Yin und Yang, die den jeweiligen Zustand der Natur und des menschlichen Organismus bestimmen. Dieses Konzept einer allumfassenden Dualität, in der gegensätzliche Pole zu einer Einheit verschmelzen, kann im chinesischen Denken bis ins 4. vorchristliche Jahrtausend zurückverfolgt werden und geht vermutlich auf bäuerliche Naturbeobachtungen zurück. Darauf verweisen auch die piktografischen Bestandteile der beiden Schriftzeichen, die die Schatten- *(yin)* beziehungsweise Sonnenseite *(yang)* eines Hügels darstellen.

Dem Gegensatzpaar werden Begriffe wie weiblich – männlich, Nacht – Tag, Regen – Sonne, unten – oben oder innen – außen zugeordnet. Diese Gegensatzpaare sind nicht im Sinne von Feindschaft und Konflikt zu verstehen, sondern als Ergänzung und gegenseitige Definition und Hervorbringung – denn ohne Nacht gäbe es keinen Tag, ohne Weiblichkeit wäre alles Männliche sinnlos. Bei diesen Zuordnungen scheint das Yin schlechter wegzukommen, doch im bäuerlichen Denken ist Schatten genauso wichtig wie Licht, der Regen ebenso förderlich wie die Sonne. Eine Wertung dieser Begriffe wäre abwegig, sie entlarvt vielmehr eine deutliche Yang-Lastigkeit unseres westlichen Denkens.

Beim Menschen sind Yin und Yang in der Regel nicht dauerhaft ausgeglichen; eine solche Harmonie ist ein Wunschzustand, den es immer wieder anzustreben gilt. Bei den meisten überwiegt entweder das Yin oder das Yang, oder es mangelt am Yin oder Yang. Außerdem ist der Mensch eingebunden in ein Wirkungsgefüge, das vom jeweiligen Status des Yin und Yang in der äußeren Natur bestimmt wird. Dieser beeinflusst auch seine innere Energie, das Qi. Diese feinstoffliche Kraft kreist beständig durch den ganzen Körper, und zwar in festgelegter Richtung auf bestimmten Leitbahnen, den Meridianen.

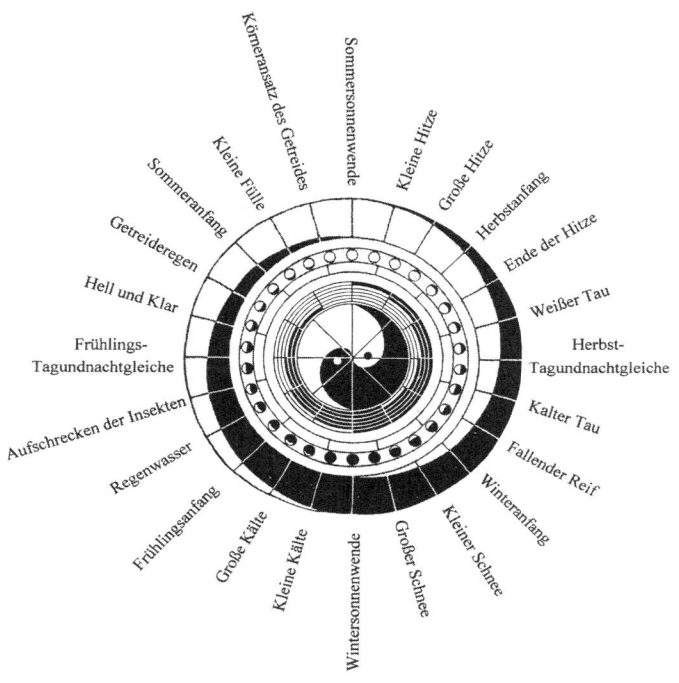

Die fünf Elemente und ihre Wandlungsphasen

Ein weiteres wichtiges Wirkprinzip des chinesischen Denkens und der TCM sind die fünf Elemente und ihre Wandlungsphasen. Die Phänomene der Natur sind nicht statisch, sondern einem stetigen Wandel unterworfen, sie bilden einen Kreislauf des Hervorbringens *(sheng)* und des gegenseitigen Überwindens *(ke)*. Den fünf Phasen dieses Kreislaufs werden fünf Elemente zugeordnet, die in unmittelbarem Wirkungszusammenhang zueinander stehen. Zusammen bilden sie den Hervorbringungskreislauf (äußerer Kreis): Metall – Wasser – Holz – Feuer – Erde, und den Überwindungskreislauf (innerer Kreis): Metall – Holz – Erde – Wasser – Feuer.

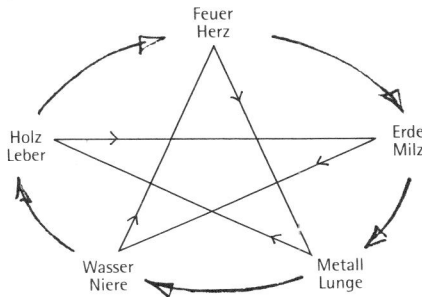

So entsteht zwischen allen Elementen dieses Zyklus eine Beziehung: Wasser entsteht aus Metall, verwandelt sich zu Holz, Holz nährt das Feuer, Feuer hinterlässt Asche, die zu Erde wird und die Erde bringt Metalle hervor. Andererseits überwindet Wasser das Feuer, Feuer schmilzt Metall, Metall spaltet Holz, Holz durchzieht in Form von Wurzeln die Erde und Erde begrenzt in Form von Dämmen das Wasser.

Den fünf Elementen und ihrer Abfolge sind fünf Organe oder Funktionskreise zugeordnet, die sich in ihrer Bedeutung im Jahreslauf ablösen und das jeweilige Körpergeschehen maßgeblich bestimmen.

Gesund leben im Einklang mit Yin und Yang

Die Regeln der Gesundheitspflege bemühen sich um Anpassung und Ausgleich mit diesem kosmischen Geschehen. Der Mensch sollte immer bestrebt sein, sich nicht gegen die Kräfte der Natur zu verhalten, sondern im Einklang mit ihnen. Immer wieder gilt es, Mangelzustände auszugleichen, Überschuss zu reduzieren und eine Harmonisierung der gegensätzlichen Kräfte zu erreichen. Dies kann durch Ernährung, Übungen, Massagen oder auch den Energiefluss manipulierende Techniken wie Akupunktur und Akupressur geschehen.

Der Wandel der Jahreszeiten wird bestimmt vom Wechselspiel des Yin und Yang. Nur wenn der Mensch sein Verhalten diesem Rhythmus anpasst, kann er seine Energiepotenziale optimal nutzen und gesund bleiben. Frühjahr und Sommer stehen im Zeichen der Geburt und des Wachsens. In dieser Phase herrscht das männliche, starke, emporstrebende Yang vor, deshalb sollte es in dieser Zeit unterstützt und genährt werden. Man sollte im Hinblick auf die nächste, Yin-dominierte Phase bereits Reserven anlegen, nicht zu viel Energie vergeuden und die innere Kälte nicht zu stark werden lassen, die das Yang schwächt. Herbst und Winter stehen im Zeichen des Sammelns und Speicherns. In dieser Phase, in der das weibliche, dunkle und passive Yin gestärkt werden muss, darf man nicht zu viel Essenz (Sekrete und Körpersäfte) verlieren.

Nahrungsmittel und ihre thermische Qualität

In der chinesischen Ernährungslehre werden einzelnen Nahrungsmitteln die Eigenschaften »heiß«, »warm«, »neutral«, »kühl« und »kalt« zugewiesen. Damit charakterisiert man ihre energetische Wirkung auf den Menschen. In der Ernährung sollten die thermischen Qualitäten möglichst ausgewogen sein, damit sie Yin und Yang im Körper stärken können. Darauf basieren viele Grundprinzipien der besonders bekömmlichen chinesischen Küche. Bestimmte Jahreszeiten und Krankheitszustände wiederum werden durch ein Zuviel an Hitze oder Kälte charakterisiert. Bewusst eingesetzt können Nahrungsmittel und Gerichte hier Ausgleich schaffen, Krankheiten vorbeugen und bei gezielter Diät auch heilen. Heiße Nahrungsmittel mobilisieren die Abwehrkräfte und verhindern Kältezustände im Körper. Warme Nahrungsmittel erwärmen den Körper. Neutrale Nahrungsmittel stärken die Energie und harmonisieren Yin und Yang. Kühle Nahrungsmittel unterstützen die Bildung von Körpersäften und Blut und befeuchten Schleimhäute und Gewebe. Kalte Nahrungsmittel treiben innere Hitze aus. Es leuchtet daher ein, dass man in den verschiedenen Jahreszeiten Nahrungsmittel mit bestimmten thermischen Eigenschaften bevorzugen, andere dagegen meiden soll.

Kalendarische Gesundheitsratgeber

In China existiert eine Fülle von Ratgebern, die die Tradition bäuerlicher Erfahrung mit den Erkenntnissen der TCM verbinden und ihren Lesern Verhaltensmaßregeln für eine vorsorgende Gesundheitspflege an die Hand geben. Sie sind nach den 24 *jieqi* geordnet und spielen im Alltagsleben der Chinesen heute noch eine Rolle, wenngleich bei den meisten Menschen eher unbewusst. Auch in China hat die Hektik des modernen Lebens viele dieser Lebensregeln überlagert. Trotzdem werden die Grundprinzipien nach wie vor von vielen Menschen berücksichtigt, tauchen in Literatur und Verhaltensmustern auf, und werden auf die aktuellen Lebensbedingungen übertragen.

Dieses Buch möchte dem westlichen Leser dieses zyklische Erfahrungswissen vorstellen und nahebringen. Die Bauern- und Wetterregeln sowie die Sitten und Bräuche der traditionellen Festtage können hier nur von kulturhistorischem Interesse sein. Doch allgemeine Verhaltensregeln, Kochrezepte und Übungen sind auch für westliche Leser hilfreich. In den einzelnen Kapiteln findet der stressgeplagte Zeitgenosse Methoden, mit seinen Energieressourcen hauszuhalten, sich zu regenerieren und sich den Jahreszeiten gemäß zu verhalten.

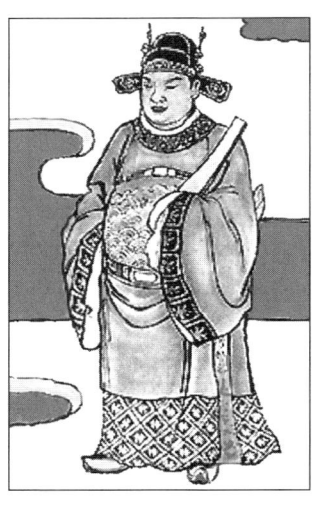

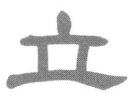

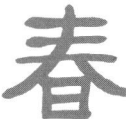

Der Patron dieses Jahresabschnitts ist ein offiziell gekleideter Mandarin. In der Hand hält er eine Tafel mit dem Edikt des Himmelsgotts, das ihn ermächtigt, den Jahreslauf zu eröffnen.

1. Jahresabschnitt LICHUN
Frühlingsanfang 4./5. Februar

Wie man das Frühjahr beginnt, so läuft das Jahr,
wie man den Morgen beginnt, so läuft der Tag.

Mit dem Frühlingsanfang bringt der Ostwind die erste Wärme. Fünf Tage nach LICHUN regen sich die schlafenden Insekten zum ersten Mal in ihrem Winterschlaf. Das Eis beginnt zu tauen und die Fische kommen an die Oberfläche. Jetzt steigt das Yang und die »Zehntausend Lebewesen« werden allmählich munter. Himmel und Erde sind angefüllt von vitalem Qi.

Am LICHUN-Tag begrüßten Kaiser und Hofstaat den Frühling. Die Zeremonie wurde im Osten vor den Toren der Stadt abgehalten, wo der Kaiser symbolisch eine Furche zog. Beim einfachen Volk wurde der Frühlingsanfang mit handfesteren Bräuchen begangen: Man peitschte einen aus Lehm gefertigten Ochsen, auf dass er beim bevorstehenden Pflügen fleißig arbeite (*da chunniu*), man aß dünne Fladen aus Weizenmehl, in die Gemüse gerollt wurde – womöglich der Ursprung der noch heute so beliebten »Frühlingsrolle« (*chunbing*) – und trank dazu den Frühlingswein (*chunjiu*).

Verhalten im Alltag

Die Natur belebt sich jetzt neu und steht ganz im Zeichen der Geburt und des Erwachens. Der Mensch sollte seine Lebensgewohnheiten darauf einstellen, indem er spät zu Bett geht und früh aufsteht, sich Bewegung an frischer Luft verschafft und lockere, legere Kleidung trägt. Auch in der Gedankenwelt sollte man dem Wachsen Raum geben; im *Huangdi Neijing* heißt es: »Leben lassen und nicht töten, geben und nicht nehmen, belohnen und nicht strafen.« Wer diese Entwicklung behindert oder unterdrückt, beeinträchtigt die Leber, denn sie ist das Organ des Frühlings und für das Wachstums-Qi verantwortlich. Die Leber wird dem Element Holz zugeordnet. Wer im Frühling das Holz nicht pflegt, der beraubt das sommerliche Feuer seiner Nahrung. Und wenn das Feuer nicht lodern kann, können im Sommer Kälte-Krankheiten entstehen.

Die Leber – das Organ des Frühjahrs

Die Funktion der Leber ist es, den Körper zu entschlacken und zu entgiften, dazu muss sie durchgängig gehalten werden. Dauerhafter unterdrückter Ärger behindert sie in dieser Aufgabe und führt zu Stauungen und Stagnationen im Körper. Umgekehrt fühlen wir uns dann besonders gut, wenn die Leber ungehindert arbeiten kann. Zwischen Leberfunktion und psychischer Verfassung besteht aus Sicht der TCM eine direkte Wechselwirkung. Auch bei uns im Westen wusste man, dass derjenige, dem die sprichwörtliche Laus über die Leber läuft, schlechte Laune hat.

Von solcher Missstimmung werden auch andere Organe in Mitleidenschaft gezogen und die Abwehrkräfte geschwächt. So erfahren Menschen, die an chronischen Leberbeschwerden, hohem Blutdruck oder Depressionen leiden, im Frühjahr häufig eine Verschlimmerung ihrer Krankheit. Man sollte daher im Frühjahr besonders auf eine ausgeglichene Psyche achten; Zorn und Wut, die der Leber schaden könnten, müssen im Zaum gehalten werden. Der Mensch soll extrovertiert, offen und fröhlich sein.

Frühjahrsmüdigkeit

Dies gilt umso mehr, da es in dieser Zeit gegen die Frühjahrsmüdigkeit anzukämpfen gilt. Sie ist nicht nur Universalausrede, sondern hat durchaus medizinische Hintergründe. Eine ihrer Ursachen liegt darin, dass die Erwärmung zu vermehrter Durchblutung in den unter der Hautoberfläche befindlichen Kapillargefäßen führt. Das verringert zeitweilig die Blutmenge, die dem Gehirn zur Verfügung steht. Der daraus resultierende Mangel an Sauerstoff macht den Menschen schläfrig, schlapp und antriebslos. Die Chinesen dehnen diesen Zustand allerdings in einem Sprichwort gleich über das ganze Jahr hinweg aus:

Im Frühjahr bin ich schläfrig,
Im Herbst bin ich müde,
Im Sommer mache ich öfter mal ein Nickerchen,
und die drei Wintermonate würde ich am liebsten verschlafen.

Menschen, die unter Frühjahrsmüdigkeit leiden, zeigen häufig einige der folgenden Symptome: Sie haben Schlafstörungen, Hitzeausbrüche mit Schweiß, eine rote Zunge, wenig Speichel,

Haarausfall, Gedächtnisschwäche und sind reizbar. All dies ist aus Sicht der TCM auf Yin-Mangel zurückzuführen. Diesem kann man durch richtige Ernährung und angemessenes Verhalten abhelfen.

Man meide thermisch heiße und warme Nahrungsmittel wie Lamm, scharfe Gewürze, frittierte und gegrillte Speisen, Alkohol und den im Winter so beliebten Feuertopf. Ausgleichend wirkt in dieser Jahreszeit amerikanischer Ginseng (*xiyang shen*, vgl. Kap. Herbstanfang 105). Ausreichend Bewegung an frischer Luft und tiefes Durchatmen führen dem Gehirn über die Durchblutung wieder mehr Sauerstoff zu. Man soll sich aber auch nicht überanstrengen und nicht zu viel schlafen. Im Falle akuter Müdigkeit kann eine Kopfmassage (vgl. S. 22) helfen.

Frühlingswind

»Das Frühjahr hat das Gesicht eines Kindes, es wechselt dreimal am Tag den Ausdruck«, heißt es in einem chinesischen Sprichwort. Verantwortlich für diese Wechselhaftigkeit ist vor allem der Wind. Normalerweise schadet er dem menschlichen Organismus nicht, ist er aber allzu kapriziös, dann kommt es zu den sogenannten »Wind-Übeln« *(fengxie)*.

Aus Sicht der TCM regiert die Lunge über das gesamte Körper-Qi; sie verbindet die Leitbahnen und stellt die Verbindung zur Hautoberfläche her, die von einem schützenden Qi-Mantel umschlossen ist *(weiqi)*. Diesen Schutzmantel kann der Wind angreifen, und krankmachende Faktoren wie Kälte, Erreger und Pollen dringen ein. Dadurch werden Lunge und Lungen-Qi beschädigt und können ihrer Aufgabe nicht mehr nachkommen, was unter Umständen zu Fieber und Kopfschmerzen, Schnupfen, Niesen, Halsschmerzen, Verschleimung und Keuchen – den klassischen Erkältungssymptomen – führt.

Übungen

✋ Übungen zur Yin-Stärkung

Kopfmassage: Breitbeinig stehen und dabei die Knie leicht beugen. Hals und Kopf sind in der Verlängerung der Wirbelsäule, der Blick ist nach vorn gerichtet. Der Körper ist entspannt und die Aufmerksamkeit konzentriert sich im Unterbauch. Ältere Menschen können auch im Sitzen üben. Die Atmung ist langsam und gleichmäßig, wir atmen durch die Nase ein und durch den Mund aus.

1.) Jetzt heben wir beide Hände langsam und legen die Handflächen an die Stirn, dann streichen wir über Nase und Mund hinweg nach unten bis zu den Kieferknochen, fahren diese entlang in den Nacken und vom hinteren Haaransatz über den Hinterkopf wieder bis zur Stirn. Dies wiederholt man 36-mal. Die Massage beginnt sanft und kann mit der Zeit immer kräftiger werden.
2.) Mit leicht gekrümmten Fingern vom Haaransatz über die Kopfhaut nach hinten fahren, wobei die Nägel leicht über die Kopfhaut schaben, ebenfalls 36-mal.
3.) Mit einem Kamm mit stumpfen Zähnen kräftig die Haare durchkämmen.

Nach Auffassung der TCM sind Haut, Haare und Nägel mit dem Blut verbunden und spiegeln den Zustand von Leber und Niere wider. Das regelmäßige Kämmen und Massieren der Kopfhaut macht die Blutgefäße durchlässig und verbessert die Durchblutung am Kopf. Es nährt die Haare, beugt Haarausfall vor, klärt die Augen und öffnet die Ohren, senkt den Blutdruck und bekämpft die Müdigkeit. Außerdem ist diese Übung eine gute Vorbeugung gegen Erkältung und Grippe.

✋ Übungen zur Leberstärkung

1.) Wir stehen entspannt und konzentrieren uns auf das Mittlere Dantian (wo die Verbindungslinie zwischen den Brustwarzen das Brustbein kreuzt). Nach Möglichkeit täglich 5 bis 10 Minuten üben.

Diese einfache, aber wirksame Übung befördert außerdem die Tätigkeit von Magen und Darm, vermehrt die Sekretion und befördert auf diese Weise die Verdauung.

2.) Schulterbreit entspannt und mit hängenden Armen dastehen. Kopf und Hals sind in der Verlängerung der Wirbelsäule, die Zungenspitze ruht am Gaumen. Lästige Gedanken vertreiben und 5 Minuten lang in den Bauch atmen. Dabei das gesamte Atemvolumen nutzen und restlos wieder ausatmen. Dem Ausatmen gibt man den Ton »he«, wobei das e offen, wie im Auslaut, etwa bei »Gabe«, gebildet wird. Insgesamt 36-mal auf diese Silbe ausatmen.

✍ Leber und Gallenblase bestrahlen

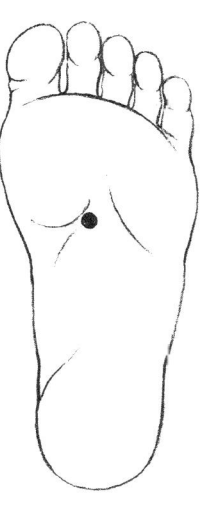

Grundstellung wie oben. Dann die Arme seitlich ausbreiten und kreisförmig vor die Brust führen, dort die Handflächen gegeneinander legen und sich eine Zeit lang auf die Handflächen konzentrieren. Nun die Hände trennen und die Handflächen nach innen schauen lassen, wobei die linke Handfläche oberhalb der rechten Brust im Abstand von ca. 10 Zentimetern verharrt und die rechte Handfläche im selben Abstand auf den unteren Teil der rechten Brust deutet. Die Knie leicht beugen und sich vorstellen, dass zwei von den Handflächen ausgehende Wärmeströme die Leber bestrahlen. Auf diese Weise kann man schlechtes grünes Leber-Qi über den *yongquan*-Punkt (Sprudelnde Quelle) in der Mitte des Vorderfußes ausleiten.

Jetzt die Handflächen gegeneinander reiben, bis sie warm sind, und sie dann 5 Minuten lang auf die Gallenfunktionspunkte (*danshu*) pressen, die auf dem Rücken rechts und links des 10. und 11. Brustwirbels liegen.

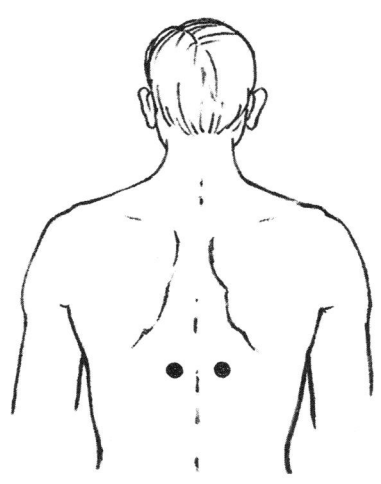

Ernährung

Jetzt ist es besonders wichtig, leichte und milde Speisen zu sich zu nehmen, die Leber und Milz stärken. Dazu zählen Kartoffeln, Eier, Hühnerfleisch, Rindfleisch, mageres Schweinefleisch, Fisch, Erdnüsse, Sesam, Honig und Milch. Das Yin kann man durch folgende Nahrungsmittel unterstützen: Karotten, Soja- oder Mungosprossen, Tofu, weiße Mu-er-Pilze, Enten- und Kaninchenfleisch. Der Körper braucht jetzt fettarme sowie vitamin- und mineralreiche Kost. Vor allem frisches Obst und die ersten Frühjahrsgemüse wie Spinat, Stangensellerie und Löwenzahn sind zu empfehlen. Speziell in Shanghai wird das auch hier heimische »Hirtentäschel« (*jicai*) als Frühlingsbote gepriesen und gern als grünes Gemüse und Füllung für *jiaozi* oder *huntun* (vgl. Kap. Aufschrecken der Insekten, S. 36) gegessen.

☕ Gemüseallerlei

4 Stangen eines Stangensellerie
1–2 Karotten
1 Gärtnergurke
1 Handvoll Blumenkohlröschen
2 Hände voll Blattspinat
200 g geräucherter Tofu (im China- oder Naturkostladen)
ausreichend Speiseöl
Salz
etwas Gemüsebrühe

Die Zutaten in Scheiben schneiden, den Spinat je nach Blattgröße zerreißen. Den geräucherten Tofu in schmale Streifen schneiden. Stangensellerie und Blumenkohl separat kurz blanchieren. Das Öl in einer Pfanne erhitzen und zunächst die Karottenscheiben anbraten, dann Gurken und Spinat sowie die blanchierten Gemüse und den Tofu zugeben und alles pfannenrühren. Salzen und mit ganz wenig Gemüsebrühe angießen und weiter pfannenrühren, bis alles gar ist. Wer möchte, kann am Ende des Kochvorgangs etwas Glutamat zugeben.

☕ Frühlingshafte Schonkost

1 Tomate
20 g mageres Hackfleisch
2 Kartoffeln
200 g (1/2 Stück) Tofu
Sesamöl
helle Sojasoße
Salz

Den Tofu in kleine Würfel schneiden und garz kurz in klarem Wasser aufkochen, abseien und in eine Schale oder Auflaufform geben. Die Würfel mit etwas Salz bestreuen. Die Kartoffeln schälen, in lange, streichholzdünne Streifen schneiden und ebenfalls kurz blanchieren, dann über die Tofuwürfel streuen. Jetzt das Hackfleisch über die Kartoffelstreifen verteilen und mit einigen Tropfen Sojasoße und Sesamöl beträufeln. Die Tomate in kleine Würfel schneiden und darübergeben, etwas salzen. Dann das Ganze im Wasserbad 10 Minuten dämpfen.

Dieses Gericht ist reich an Eiweiß und Vitaminen, mild und leberschonend und steigert die Immunkräfte.

Wer nicht auf Schonkost achten muss, kann das Hackfleisch zuvor mit gehackten Frühlingszwiebeln und Ingwer kurz anbraten.

☞ Wärmende Hühnersuppe

Hat einen das »Windübel« befallen, so hilft eine wärmende Hühnersuppe, die sich leicht aus einem Hähnchen herstellen lässt.

1 Hähnchen
Speiseöl
3 EL Reiswein
2 EL Sojasoße
2 dicke Scheiben Ingwer
1 Frühlingszwiebel, in 3 cm lange Stücke geschnitten
Salz

Das Hähnchen mit dem Chinabeil in Stücke hacken oder tranchieren und die Teile in einem Topf mit etwas Speiseöl kurz anbraten. Dann mit Wasser aufgießen, bis das Fleisch bedeckt ist, und die restlichen Zutaten zugeben. Aufkochen und auf kleiner Hitze köcheln lassen, bis das Fleisch weich ist und sich leicht vom Knochen löst. Nach Belieben nachsalzen.

Das Hühnerfleisch und die Brühe wärmen die Mitte und unterstützen das Qi. Dieses Gericht dient der Stärkung und geistigen Nahrung.

Sexualleben im Frühling

Obwohl bei uns der Frühling als die sexuell aktivste Zeit gilt, raten die chinesischen Medizinklassiker zu Mäßigung. Zu viel Sex im Frühjahr schwächt den Körper. Er kann sich dann nur schwer an die Temperaturschwankungen anpassen, die diese Jahreszeit mit sich bringt. Doch zwanghafte Enthaltsamkeit kann dem Körper ebenfalls schaden. Einen vernünftigen Mittelweg weisen die Heilkundler des Altertums mit den fünf Begriffen: Spiel *(xi)*, Ruhe *(jing)*, Mäßigung *(huan)*, Pflücken *(cai)*. Tabus *(ji)*.

Mit Spiel ist das Vorspiel gemeint, mit dem beide Partner sich aufeinander einstimmen. Vor dem eigentlichen Geschlechtsakt sollte innere Ruhe einkehren, trotz Erregung darf nichts überstürzt werden. In den alten Büchern heißt es: »Überhastetes Eindringen gleicht einem Sturz aus großer Höhe und bringt die inneren Organe durcheinander.« Nach dem Eindringen ist Mäßigung angesagt. Man soll seinen Rhythmus finden; übertriebene Bewegungen, lautes Keuchen und starkes Schwitzen sind zu vermeiden, Harmonie ist das höchste Gebot. Es folgt das »Pflücken«, hier ist die Kunst gemeint, das Qi des Partners aufzunehmen. Wir atmen den Atem des anderen ein und nehmen seine Jadeflüssigkeit (Speichel und andere Körpersäfte) auf. Unter gewissen ungünstigen Voraussetzungen sollte man ganz auf den Geschlechtsakt verzichten: bei stürmischem Wetter, starken Gewittern oder Erdbeben; in Klöstern und Tempeln; während Menstruation und Krankheit. Außerdem sollte sich die Häufigkeit des Geschlechtsverkehrs den jahreszeitlichen Bedingungen anpassen, also kein Sex bei extremer Kälte oder Hitze, Sonnen- und Mondfinsternis. Auch bei starker physischer Erschöpfung und bestimmten Körperzuständen sollte der Geschlechtsverkehr unterbleiben, als da sind Trunkenheit, Übersättigung, extreme Gefühlszustände wie Wut, Kummer, Trauer und Angst, aber auch übertriebene Freude.

Wer diese Regeln beachtet, kann Freude im Schlafzimmer genießen, wird aber zugleich seine Energie nicht verausgaben und bleibt körperlich und geistig gesund. Wer sie missachtet, der beeinträchtigt laut TCM damit nicht nur die Gesundheit der Erzeuger, sondern auch die des Kindes.

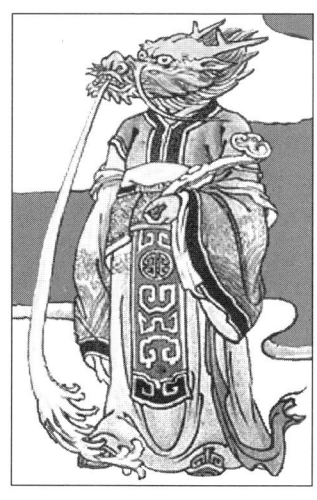

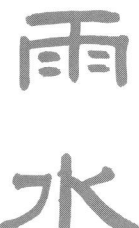

Der Patron dieses Jahresabschnitts ist der Drachengott, der über Wind und Regen herrscht. Er spuckt Wasser und trägt ein Zepter.

2. Jahresabschnitt YUSHUI
Regenwasser 18./19. Februar

Wenn der Frühling beginnt und es regnet fein,
komm früh aus den Federn und geh spät wieder rein.

Im Süden weht jetzt bereits ein warmer Wind, der Schnee und Eis vertreibt. Die Luft ist feucht und der Niederschlag nimmt zu. Die Wildgänse kehren zurück. In diese Zeit fällt das dreitägige Laternenfest (*yuanxiao*), das 15 Tage nach dem traditionellen chinesischen Neujahr stattfindet, ein je nach Mondkalender wechselnder Feiertag (siehe Kap. 24, DAHAN).

Früher waren die Häuser in diesen Tagen mit Laternen geschmückt. Man flanierte durch die Straßen, löste die Rätselsprüche, die auf die Laternen geschrieben waren, und aß süße Klebreisbällchen, ebenfalls *yuanxiao* genannt.

Traditionell werden diese Bällchen zu Hause aus Klebreismehl hergestellt und mit roter Bohnenpaste, Sesam oder gemahlenen Erdnüssen gefüllt. Die fertig gefüllten Bällchen werden in heißem Wasser gekocht und in einer Schale zusammen mit dem heißen Wasser serviert, das anschließend getrunken wird. Inzwischen gibt es diese kleine Köstlichkeit in allen Chinaläden im Tiefkühlfach, und zwar rund ums Jahr. Man legt sie einfach in kochendes Wasser; nach ein paar Minuten steigen sie vom Topfboden nach oben und können mit einem Schaumlöffel herausgenommen werden. Das Wasser dient als Suppe. Unvergleichlich ist der Moment, wenn man durch die weiße Hülle beißt und einem die süße Füllung in den Mund fließt.

Da der elastisch-klebrige Teigmantel aus fein gemahlenem Klebreismehl schwer verdaulich ist, sollte man nicht zu viel davon essen. Mittlerweile gibt es auch neumodische Sorten mit Schokolade- oder Vanillefüllung, die drei oben genannten sind jedoch die unschlagbaren Klassiker.

Mit dem Laternenfest setzten auch die ersten landwirtschaftlichen Arbeiten ein. Zunächst jedoch galt es, den Drachengott günstig zu stimmen. Der Drache ist in der altchinesischen Kultur eine wichtige Gottheit mit positiver Zuschreibung. Er herrscht über das Wetter und befehligt Wind und Regen. Am 2. Tag des 2. Mondmonats, also um die Zeit von YUSHUI, hebt er der Sage nach seinen Kopf. Das bedeutet, dass Himmel und Erde gemeinsam den lebenswichtigen Regen hervorbringen. Um den Drachen willkommen zu heißen, gibt es eine Vielzahl regionaler Bräuche. Ihm wird geopfert, aber auch die Menschen lassen es sich wohl sein, indem sie kleine runde Frühlingsfladen *(chunbing)* essen, die an Drachenschuppen erinnern. Eine andere typische Süßigkeit aus Klebhirse trägt den schönen Namen »Der Esel wälzt sich«, weil sie in grünem Erbsenmehl gewälzt wird.

Verhalten im Alltag

Das Frühjahr ist die Zeit der Leber. In dieser Phase fühlt sich der Mensch vital und voller Energie, da das Leber-Qi mit dem jahreszeitlich aufsteigenden Yang wächst. Wird das Leber-Qi jedoch zu stark, bekommt man einen roten Kopf, ist nervös und die Gliedmaßen neigen zu unkontrollierten Zuckungen. Daher besteht die Gesundheitspflege im Frühjahr vornehmlich aus der Regulierung des Leber-Funktionskreises. Das setzt eine ausgeglichene Psyche voraus, denn die Leber reagiert auf jede heftige Emotion.

Die Medizinklassiker raten, zwölf Dinge in dieser Zeit zu meiden: übertriebenes Grübeln, ständig an etwas denken oder etwas heftig begehren, sich zu sehr mit Dingen auseinandersetzen, zu viel reden, lachen, grämen, sich freuen, aber auch zu starke Begeisterung, Wut und Liebe sowie übertriebener Hass.

Man genießt jetzt die ersten warmen Sonnenstrahlen, aber es kann immer wieder Rückfälle ins kalte Winterwetter geben. Also nicht leichtsinnig werden, denn »ein Frost im Frühjahr fällt selbst den Ochsen«. Die Poren des Körpers beginnen nun, sich zu öffnen, weshalb plötzliche Kälte besonders schädlich wirkt und unmittelbar eindringen kann. Es besteht erhöhte Erkältungsgefahr.

Ernährung

Die TCM geht von einer engen Wechselbeziehung zwischen Leber und Milz aus. Wenn die Leber zu stark ist, wird die Milz geschwächt. Das beeinträchtigt die Verdauungsfunktionen und den Transport der Körpersäfte, für die die Milz zuständig ist. Deshalb ist jetzt schonende, leicht verdauliche Kost angeraten.

In den chinesischen Klassikern werden für diese Phase acht Ernährungsprinzipien vorgeschrieben:

- Mäßigung beim Essen
- mild essen
- keine einseitige Ernährung
- sich nicht zum Essen oder Trinken zwingen
- nicht essen, nachdem man sich geärgert hat
- die Speisen sollten weder zu kalt noch zu heiß sein
- nach dem Essen keine heftige Bewegung
- nach der Mahlzeit: den Mund ausspülen
- 36-mal mit den Zähnen klappern
- 36-mal um den Nabel herum massieren
- einen Verdauungsspaziergang machen
- 3 Minuten in die Ferne blicken

Ein leichter chinesischer Reisbrei erfüllt auf ideale Weise die Anforderungen von leichter, verdaulicher Kost. Mit entsprechenden Zutaten wird er zum wirksamen Heilgericht (vgl. auch S. 130). Hier zwei Beispiele:

☞ Reisbrei mit Löwenzahn
60–90 g frischer Löwenzahn mit Wurzel
50–100 g Reis

Pflücken Sie etwa eine Handvoll Löwenzahnpflanzen mit Wurzel und reinigen Sie sie gründlich. Dann Pflanze und Wurzel klein hacken und in ca. 500 cl Wasser auskochen. Abseien und den gewaschenen Reis im Kräutersud zu einem Brei kochen. Nach Belieben leicht salzen.

Der Löwenzahn entgiftet, löst Schwellungen und wirkt entzündungshemmend. Wirksam bei Bindehautentzündung, Atemwegsinfekten, Harnwegsinfektion, Entzündungen der Leber und Gallenblase.

☞ Reisbrei mit Bocksdornbeeren
30 g chin. Bocksdornbeeren *(lycium sinensis)*
60 g Reis

Den Reis waschen, in ausreichend Wasser zu einem Brei kochen. Wenn er halb gar ist, die gewaschenen Bocksdornbeeren zugeben und fertig garen.

Dieses Gericht wird besonders für Leberpatienten empfohlen. Es schützt die Leber und fördert die Regeneration von Leberzellen. Außerdem hilft es bei Schwächesymptomen wie Schwindel, weichen Knien und Tinnitus.

☕ Akazien–Chrysanthemen–Tee

5 g getrocknete Chrysanthemenblüten *(chrysanthemum morifolium)*
5 g getrocknete Akazienblütenknospen *(sophora japonica)*
5 g grüner Tee

Alle Zutaten in eine große Tasse geben, mit kochendem Wasser überbrühen und zugedeckt 10 Minuten ziehen lassen. Regelmäßig als Tee trinken. Akazie treibt Hitze und Feuer aus und kühlt das Blut; Chrysantheme harmonisiert die Leber und klärt die Augen.

☕ Kornelkirschensud gegen Schwäche

30 g getrocknete Kornelkirschen *(cornus officinalis)*

In etwas Wasser auskochen und als Tee trinken.
Hilft bei Schweißausbrüchen infolge von Schwäche.

Übungen

✍ Übung zur Stärkung von Milz und Magen

Zunächst zur Vorbereitung locker und schulterbreit dastehen; die Arme hängen, die Handflächen zeigen nach innen. Dadurch kommt der Mittelfinger auf den *fengshi*-Punkt (Windmarkt) zu liegen. Der höchste Punkt des Scheitels scheint an einem imaginären Faden festgemacht. Die Zunge an den oberen Gaumen legen und störende Gedanken verbannen. Den Beckenboden anheben.

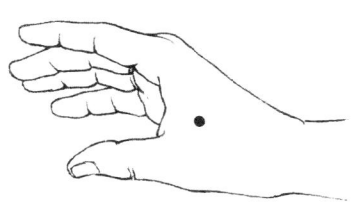

Jetzt wird die linke Hand auf Brusthöhe gehoben, die Handfläche zeigt nach innen, die Finger zeigen nach rechts. Den Daumen auf den Körper richten und leicht abspreizen, sodass sich der Tigerrachen öffnet. Nun den Ringfinger, den kleinen Finger und den Daumen der rechten Hand krümmen und mit Zeige- und Mittelfinger eine Spitze bilden, die nach unten zeigt. Mit dieser Spitze in 3 bis 5 cm Entfernung über dem *hegu*-Punkt der Linken kleine Kreise beschreiben, und zwar 108-mal. Dann die Seite wechseln. Täglich zwei- bis dreimal üben.

Bei Magenproblemen und Verdauungsstörungen, auch zur Linderung von akuten Magenschmerzen.

✍ Schwitzübung bei Erkältung

Aufrecht auf einem Stuhl sitzen, wobei die Füße schulterbreit stehen und Ober- und Unterschenkel einen rechten Winkel bilden. Den Körper entspannen und das Kinn leicht zur Brust ziehen. Die Augen locker schließen und sich von störenden Gedanken befreien. Dabei durch die Nase lang und allmählich voll einatmen. Dann so lange wie möglich den Atem anhalten. Anschließend langsam ausatmen. Die Wirkung dieser Übung setzt unmittelbar danach sehr deutlich ein, der Körper beginnt zu schwitzen. So lange üben, bis man ausreichend schwitzt.

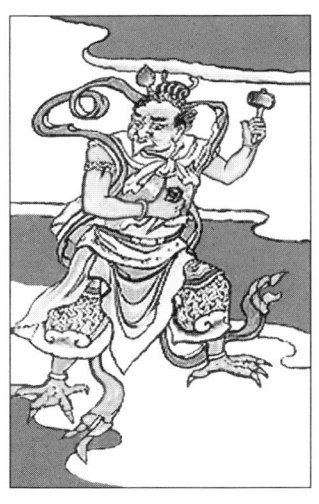

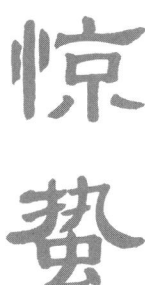

Der Patron dieses Jahresabschnitts ist der Donnergott in Gestalt eines Riesenvogels. Er hat einen Hammer, mit dem er es donnern lässt.

3. Jahresabschnitt JINGZHE
Aufschrecken der Insekten 5./6. März

Nach dem chinesischen Schöpfungsmythos hat Pan Gu die Welt geschaffen, indem er Himmel und Erde trennte; sein Atem wurde zum Wind und seine Stimme zum Donner. Im Herbst und Winter verbirgt sich der Donner in der Erde. Wenn die Bauern im Frühjahr das Feld bestellen, wecken sie ihn mit ihren Ackergeräten. Dann bricht er mit dem ersten Gewitter des Jahres aus der Erde hervor. Der Paukenschlag des ersten Donners erschreckt alle schlafenden Insekten und Reptilien, die sich ebenfalls in der Erde verborgen haben. Daher der Name dieses Jahresabschnitts, in den meist die ersten Gewitter fallen. Erwachen die Insekten bereits vor JINGZHE, dann müssen die Menschen, einer Bauernregel zufolge, Hundefutter essen – das heißt, eine schlechte Ernte steht bevor.

Da Donner und Blitz in diesem Abschnitt eine so wichtige Rolle spielen, wird an JINGZHE dem Donnergott und der Blitzgöttin geopfert. Außerdem muss man sich gegen das wiedererwachte Ungeziefer schützen. Daher streut man Kalk an alle Hausecken und Mauerritzen.

Verhalten im Alltag

In der Natur zeigen sich jetzt die ersten Blüten, das Wetter wird warm, doch birgt dieses Frühlingserwachen auch Gefahren. Jetzt droht die Grippe, also keine Erkältung, sondern eine Viruserkrankung. Ebenso blühen die typischen Kinderkrankheiten wie Masern und Windpocken auf. Es besteht erhöhte Ansteckungsgefahr.

Die chinesische Hausapotheke empfiehlt hier, mehrmals täglich den Mund mit Salzwasser zu spülen und die Räume mit Essig auszuräuchern. Vor dem Schlafengehen soll man gehackten frischen Ingwer und braunen Zucker mit heißem Wasser übergießen und warm trinken.

Das wechselhafte Frühlingswetter strapaziert den Biorhythmus und den Sekretionshaushalt der Menschen. Psychische Labilität und Depressionen sind die Folge. Die TCM betont hier die Bedeutung eines regelmäßigen Tagesablaufs. Zugleich soll man sich viel an frischer Luft bewegen, unter Leute gehen und sich ablenken.

In dieser Phase bringen sich auch alte Verletzungen wie Brüche, Verstauchungen und Narben unangenehm in Erinnerung. Die häufigen Wetterschwankungen führen dazu, dass es an diesen Stellen zu Irritationen und Blockaden von Durchblutung und Qi-Fluss kommt. Angeraten wird hier ein vernünftiger Wechsel von sportlicher Betätigung und Ruhe. Außerdem hilft das Warmhalten und sanfte Massieren solcher Problemzonen. Zusätzlich kann der TCM-Arzt Kräuter verschreiben, die die Leitbahnen durchgängig machen.

Ernährung

Auch durch richtige Ernährung kann man sich vor erhöhter Ansteckungsgefahr schützen. Bevorzugt wird jetzt leichte und milde Kost: Sesam, Honig, Milchprodukte, Tofu, Fisch, frisches Gemüse und Klebreis. Um die Immunkräfte zu steigern, sollte man Lebensmittel wählen, die die Körpersäfte und das Qi unterstützen. Chinesen greifen hier nicht, wie bei uns üblich, zu Vitamin-C-haltigem Obst und Gemüse, sondern zu aufbauenden Speisen, die für uns recht exotisch anmuten, wie Wachtelsuppe, Schlangensuppe oder einer Brühe mit Rindermark, Yamswurzel und Raupenpilzen (*codiceps sinensis*).

Frühlingsbote Hirtentäschel

Das klassische Frühlingsgemüse der südchinesischen Küche, *jicai* oder Hirtentäschel *(capsella bursa pastoris)*, ist bei uns ein missachtetes Unkraut. Die Pflanze, die zur Familie der Kreuzblütler gehört, wächst auf offenen Böden und fällt durch seine markanten Samenstände auf, die kleinen Täschchen ähneln. Gegessen werden in China aber vor allem die gezackten Blätter beziehungsweise die ganze Pflanze vor der Blüte. Das unscheinbare Kraut ist reich an Aminosäuren, Eiweiß, Vitaminen, Zucker, anorganischen Salzen sowie an Kalzium, Phosphor, Kalium, Eisen und Mangan. Die TCM klassifiziert das Hirtentäschel als süß bis neutral und kühlend. Es wirkt blutstillend, Hitze austreibend und harntreibend und klärt die Leber und die Augen. Es wird vor allem bei Blutungen in der Frauenheilkunde eingesetzt, bei Harnwegsinfektionen sowie bei Bluthochdruck. Die besondere blutstillende Wirkung des Krauts hatte im Westen bereits Hildegard von Bingen erkannt, bei der das Hirtentäschel als Blutwurz oder *sanguinaria* bekannt ist. Inzwischen hat man diesen Effekt auf einen spezifischen Wirkstoff, die sogenannte *jicai*-Säure, zurückgeführt.

In der südchinesischen Küche wird Hirtentäschel vielfach verwendet. Es kommt gebraten, gekocht, frittiert, in der Suppe, als

Füllung für Wuntun, Jiaozi oder in Frühlingsrollen auf den Tisch. Auf dem Markt kann man sowohl die Wildpflanze als auch eine angebaute Variante (größer, aber weniger inhaltsreich) kaufen. Bei uns ist das rasch welkende Kraut leider nicht im Handel erhältlich. Falls Sie nun auf den Geschmack gekommen sind und sich im Frühling in freier Natur auf die Suche nach diesem inhaltsreichen Wildgemüse machen wollen, hier zwei Rezepte:

Jicai und Tofu kalt angemacht

250 g zarte Blätter des Hirtentäschel
100 g Tofu
Salz
Sesamöl
etwas gehackter frischer Ingwer

Den Tofu in kleine Würfel von ca. 1 cm Seitenlänge schneiden, in eine Schale geben und mit kochendem Wasser übergießen, kurz stehen lassen und abseien. Das gut gewaschene Gemüse ebenfalls kurz blanchieren, kalt abschrecken und anschließend fein hacken. Auf die Tofuwürfel geben und mit Salz und Sesamöl abschmecken.

Hirtentäschel mit gebratenem Schweinefilet

150 g Filet oder zartes Schweinefleisch
75 g zarte Blätter des Hirtentäschel
50 g Bambussprossen (aus der Dose)
1 Eiweiß
4–5 getrocknete Shiitake-Pilze
1 EL gehackte Frühlingszwiebeln
etwas Salz
2 EL Kochwein
2 TL Speisestärke
Sesamöl
1 Tasse Fleischbrühe
Speiseöl

Das gut gewaschene Gemüse kurz blanchieren und fein hacken. Das Fleisch in hauchdünne Scheiben schneiden, mit Salz, 1 EL Kochwein, 1 TL Speisestärke und dem Eiweiß vermengen und beiseite stellen. Bambussprossen und die eingeweichten Shiitake-Pilze in Streifen schneiden. Ausreichend Speiseöl in Pfanne oder Wok erhitzen und die Fleischscheiben unter ständigem Rühren kurz anbraten und wieder herausnehmen.

Erneut aus 1 EL Kochwein, Salz, 1 TL Speisestärke und der Brühe eine Marinade herstellen, wieder Öl erhitzen und den Bambus, die Pilze und Frühlingszwiebeln anbraten, dann das Fleisch und die Hirtentäschel dazugeben. Mit der Marinade angießen und unter Rühren weiterbraten, bis alle Zutaten gar sind. Mit Sesamöl beträufeln und servieren.

Übungen

✋ Trockenes Bad zur Grippevorbeugung

Die Übung kann im Sitzen oder im Stehen durchgeführt werden. Sich entspannen und die Handflächen aneinander reiben, bis sie warm sind. Zuerst wird das Gesicht massiert, indem man mit beiden Handflächen auf und ab massiert. Dann kämmt man mit den Fingerspitzen 64-mal kräftig über die Kopfhaut; zuerst von der Stirn bis zum Hinterkopf, dann auch die beiden Seiten von den Schläfen nach hinten. Anschließend reibt man mit den Handflächen die Fußsohlen ebenfalls 64-mal. Zum Abschluss Brust, Bauch und Rücken reiben, bis sie sich warm anfühlen.

✋ Gesichtsmassage zur Vorbeugung gegen Erkältungen

1. Nase reiben: Die Finger beider Hände greifen ineinander und man reibt die Daumenballen so lange, bis sie warm sind. Nun die Daumen lösen, während die restlichen Finger verschränkt bleiben. Dann fährt man 16-mal mit den Daumenkanten von der Stirn an den Nasenseiten abwärts bis zu den Nasenflügeln.

2. Den *hegu* drücken: Mit dem rechte Daumen den hegu-Punkt der linken Hand 16-mal kreisend massieren. Der Punkt reagiert mit einem

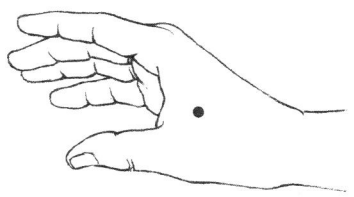

dumpfen Druckschmerz. Die Hand wechseln und die Übung wiederholen.

3. Gesicht reiben und Ohren zupfen, die Handflächen aneinander
warm reiben, dann fest auf Stirn und Augen legen und langsam abwärts reiben. Auf dem Weg zurück seitlich über die Wangen streichen, die Ohrläppchen ein paarmal mit Daumen und Zeigefinger
zupfen. Das Ganze 16-mal wiederholen.

4. Den *yingxiang* drücken: Der yingxiang-Punkt (Empfangen der Wohl-
gerüche) liegt in der Vertiefung etwa einen Zentimeter auswärts des
Nasenflügels. Den Punkt beidseitig massieren.

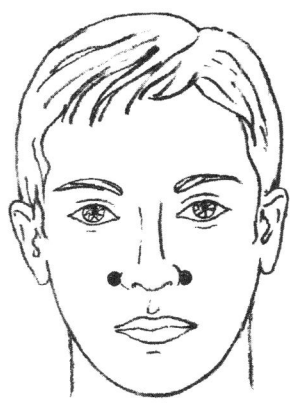

Die Übungsfolge sollte täglich und ohne Unterbrechung durchgeführt
werden. Sie verbessert die Durchblutung und den Qi-Fluss und steigert
die Widerstandskräfte gegen äußere Krankheitserreger.

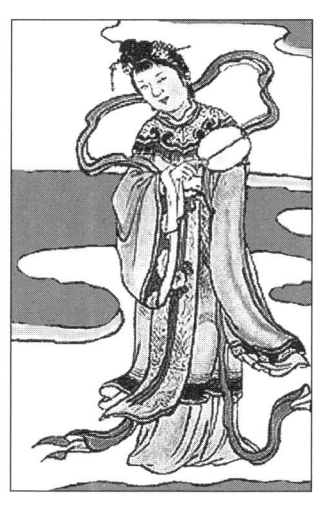
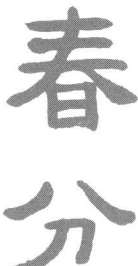

Die Patronin dieses Jahresabschnitts ist eine schöne Dame der Oberschicht, mit Blüten im Haar und Seidenfächer in der Hand. Sie symbolisiert den Frühling.

4. Jahresabschnitt CHUNFEN
Frühlings–Tagundnachtgleiche 20./21.März

Zu CHUNFEN sind der Tag und die Nacht auf beiden Hälften der Erdkugel jeweils gleich lang. Von nun an wandert der Punkt, über dem die Sonne im rechten Winkel steht, auf die nördliche Halbkugel, dort werden die Tage also länger, die Nächte kürzer. Im Norden gibt es immer noch Kälteeinbrüche, das Wetter ist unbeständig und trocken.

Weht an CHUNFEN eine Brise,
gerät der Arzt in eine Krise.
Fällt an diesem Tag kein Regen,
winkt ihm bald der Geldessegen.

Aus den Reisresten des Wintervorrats werden jetzt Reismehl-kuchen hergestellt. Man isst sie selbst und verschenkt sie an Verwandte, um künftigen Erntesegen herbeizuwünschen.

Jetzt ist die Zeit, wo man sich die höheren Mächte gewogen machen muss. Daher brachte der Kaiser in einer großen Zeremonie, die im ganzen Land mitvollzogen wurde, dem Erdgott Erde in fünferlei Farben dar, auf dass er alle Himmelsrichtungen und die Mitte mit Fruchtbarkeit segne.

In diesen Jahresabschnitt fiel auch der Geburtstag der Blumen-königin, die jetzt nach und nach alle Blumen zur Blüte bringt. Für die Bevölkerung ist dies heute Anlass zu ersten Ausflügen ins Grüne, die in ganz China abgehaltenen Blumenschauen sind ebenfalls Überreste dieses alten Festes.

Aber Vorsicht – der traditionelle chinesische Kalender warnt in diesem Zusammenhang ausdrücklich vor den vielen Gift-pflanzen unter den Frühlingsboten. Einige der in China einheimi-schen Wildpflanzen, wie Oleander, Azaleen, Calla, Klatschmohn, Tulpen oder die hübschen weißen Winternarzissen (Tazetten) – chinesisch *shuixian*, Wasserfeen – sind bei uns beliebte Topf-, Schnitt- oder Gartenblumen. Häufig ist uns nicht bewusst, dass ihre Blätter und Blüten Giftstoffe enthalten und man sich nicht zu lange ihrem Duft aussetzen sollte.

Verhalten im Alltag

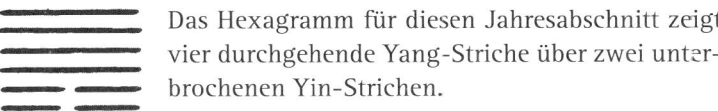 Das Hexagramm für diesen Jahresabschnitt zeigt vier durchgehende Yang-Striche über zwei unter-brochenen Yin-Strichen.

Das Yang befindet sich im Wachsen, und das tun leider auch die uns schädlichen Bakterien und Krankheitserreger. Da das Yin seinen Einfluss noch nicht ganz verloren hat, sind auch Rückfälle in die kalte Witterung möglich. Vorsicht also vor Erkältungen und ansteckenden Krankheiten. Vor allem labile Menschen, Alte und Schwache sowie Mütter, die mehrere Geburten hinter sich haben, müssen jetzt besonders auf sich achten.

Da durch das wachsende Yang Kreislauf und Stoffwechsel angeregt werden, kann es vermehrt auch zu nicht ansteckungsbedingten Beschwerden wie Bluthochdruck, Menstruationsbeschwerden, Hämorrhoiden und Allergien kommen. Allergikern setzen nun die ersten Frühlingsblüher zu. Der Medizinklassiker *Huangdi neijing suwen* rät zum Ausgleich von Yin und Yang, bei Mangel soll zugeführt, bei Überschuss abgeleitet werden. Dies kann durch geeignete Nahrung und gezielte Übungen geschehen.

Ernährung

Die Ernährung steht in dieser Phase unter dem Gebot des Ausgleichs und der Harmonisierung. Thermisch gesehen soll man Extreme meiden. Das heißt aber nicht, dass man auf bestimmte Nahrungsmittel ganz verzichten muss. Durch die Zubereitungsart kann die thermische Eigenschaft einer Speise verändert werden. Isst man zum Beispiel Fisch, Krabben oder Krebse und andere »kalte« Nahrungsmittel, so kann man diese durch wärmende Zutaten wie Ingwer, Frühlingszwiebeln, Kochwein oder Essig neutralisieren. Die kalte Eigenschaft dieser Wasserwesen könnte Milz und Magen beeinträchtigen und zu Verdauungsproblemen führen. Durch die wärmende Wirkung der genannten Zutaten wird dies ausgeglichen.

Nahrungsmittel, die das Yang stärken, wie chinesischer Knoblauch (eine Schnittlauchart, chin. *jiucai*), Knoblauch oder Papaya, sollten gemildert werden durch Zutaten, die das Yin nähren, wie etwa Eier. Wenn Sie sich also zum Beispiel ein Rührei mit fein gehacktem Knoblauch zubereiten, so sorgen Sie damit für eine harmonische Ergänzung von Yin und Yang. Nicht umsonst ist *jiucai chao jidan* ein Standardgericht der chinesischen Hausmannskost. Derartige Kombinationen erweisen sich oft auch als besonders schmackhaft, wie etwa in dem folgenden Gericht:

☞ Auberginen mit Knoblauch geschmort

500 g Auberginen
25 g Knoblauch (3–4 Zehen)
2 EL Frühlingszwiebeln fein gehackt
1 EL Ingwer fein gehackt
1 TL Speisestärke
2 EL helle Sojasoße
1 TL Zucker
Salz nach Belieben
3–4 EL Speiseöl
1 Tasse Gemüsebrühe

Die gewaschenen und entstielten Auberginen in Streifen von 2 mal 4 Zentimetern schneiden. Das Öl in der Pfanne oder im Wok erhitzen und die Auberginenstreifen darin unter Rühren anbraten, bis sie goldgelb werden. Den gehackten Ingwer mit dem Salz, Zucker, der Sojasoße, der Brühe und den in Hälften geschnittenen Knoblauchzehen zu den Auberginen geben und aufkochen. Dann auf kleiner Flamme zehn Minuten weiterköcheln. Anschließend die gehackten Frühlingszwiebeln darüber streuen und mit der angerührten Speisestärke binden.

Die Aubergine ist »kalt«, sie klärt das Blut, treibt Hitze aus und verteilt Stauungen. Sie begünstigt den Flüssigkeitshaushalt, wirkt schmerzlindernd und ist reich an Vitamin D, das die Blutgefäße geschmeidig hält. Der Knoblauch ist »warm«, er wärmt Milz und Magen, löst Qi-Stauungen und wirkt entgiftend. In seiner Gesamtheit wirkt das Gericht blutdrucksenkend, beseitigt Ödeme und Schwellungen und hilft bei Arterienverkalkung.

Ernährung für Patienten mit Bluthochdruck

Blutdruckpatienten sollten grundsätzlich kleine Mahlzeiten zu sich nehmen und sich nicht völlig satt essen. Wer nicht gleichzeitig unter Nierenerkrankungen und Gicht leidet, sollte häufig Erdnüsse, Mu-er-Pilze, weiße Mu-er-Pilze, Sojabohnen und viel Obst essen. Die Abendmahlzeit soll leicht und mild sein, man bevorzuge pflanzliche Fette, meide Süßes und nehme dafür reichlich Ballaststoffe zu sich. Die Speisen sollten viel Kalzium, Kalium und Eisen enthalten (wie etwa in Walnüssen, Erdnüssen, Milch, Hülsenfrüchten, Fisch, Sonnenblumenkernen, Sojabohnen, Zwiebeln oder Bananen), mit Salz dagegen muss man sparsam umgehen.

☞ Selleriesalat mit Walnüssen
50 g Walnusskerne
300 g Stangensellerie
Salz
Sesamöl

Die Selleriestangen waschen, entfäden und schräg in 3 cm lange Streifen scheiden. Die Streifen zwei Minuten lang in kochendem Salzwasser blanchieren und danach abschrecken und abtropfen lassen. Dann auf einem Teller anrichten, die Walnüsse grob hacken, über den Sellerie streuen und das Ganze mit etwas Salz und Sesamöl beträufelt servieren.

Der Selleriesalat senkt den Blutdruck und unterstützt Leber- und Nierenfunktion.

☞ Essig mit Kandiszucker
500 g Kandiszucker
1/2 l Reisessig

Den Zucker im Essig lösen. Wer von dieser Mischung dreimal täglich 1 EL nach dem Essen einnimmt, kann damit bei regelmäßiger Anwendung den Blutdruck senken.

Blutdrucksenkende Fußbäder

Manche Chinesen schwören bei Bluthochdruck auf folgende Hausmittel:

1.) Abendliches Fußbad mit Natron
Ins heiße Badewasser 2–3 TL Natron (Natriumbikarbonat, als Kaiser's Natron in Drogerien erhältlich) einrühren und abkühlen lassen, bis die Temperatur angenehm ist, dann 20 bis 30 Minuten die Füße darin baden. Nach Bedarf warmes Wasser zugießen.
2.) Abendliches Fußbad im Bananenschalensud
Die Schalen von 3 Bananen in Wasser auskochen und 20 bis 30 Minuten in dem Sud die Füße baden. Nach Bedarf warmes Wasser zugießen.

Übungen

Nach einem abendlichen Fußbad kann man folgende einfache Übung durchführen, die im Sinne der TCM ebenfalls blutdrucksenkend wirkt.

☝ Massage der Fußgewölbe

Im oberen Teil des Körpers lokalisierte Erkrankungen werden in der TCM zunächst von unten her behandelt. Bei Bluthochdruck bietet sich hierzu der Akupunkturpunkt *yongquan* (Sprudelnde Quelle) an, der in der Mitte des Fußgewölbes liegt.

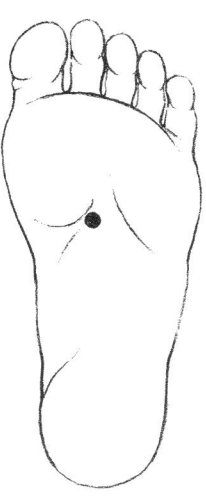

Er hat die Funktion des Absenkens und Ausleitens. Eine Bearbeitung dieses Punktes senkt das Leberfeuer, das bedeutet, Blut wird abwärts geführt, dadurch sinkt die Belastung im Kopf und Kopfschmerzen und Schwindel werden gelindert. Man bezeichnet das mit dem Ausdruck als *fudi chouxin*: »Das Brennholz unter dem Kessel wegziehen«.

1. Im Bett sitzend reibt man mit beiden Daumen den *yongquan*-Punkt in der Mitte des Fußgewölbes. 100-mal kräftig reiben oder drücken, und zwar in Richtung Zehen, nicht auf und ab. Jeden Tag morgens vor dem Aufstehen und abends vor dem Schlafen üben.

Unterstützen kann man dieses Ausleiten durch eine Massage an Kopf und Nacken:
2. Beide Handflächen fahren von der Stirn aus am Scheitel entlang zum Hinterkopf. Dort dreht man die Hände um, sodass die Finger nach oben deuten. Die Kanten der Kleinen Finger liegen nun an der »blutdrucksenkenden Rinne« unmittelbar hinter den Ohren und fahren dort mehrmals auf und ab. Von da gehen die Finger auf den *fengchi* (Windteich), der in der Vertiefung zwischen den zwei Muskelsträngen am Hinterkopf liegt und ebenfalls massiert wird.

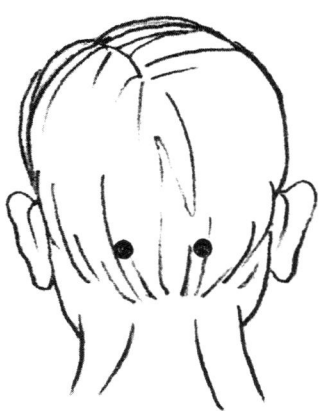

Zum Abschluss der Übung gleiten die Hände seitlich am Hals entlang nach unten bis auf die obere Brust. Nun von vorne beginnen.

Die blutdrucksenkende Wirkung dieser Massage kann mehrere Stunden anhalten. Im Tagesverlauf kann man die Kopfmassage jederzeit wiederholen. Eine dauerhafte Besserung erzielt man jedoch nur durch regelmäßige Anwendung über einen längeren Zeitraum.

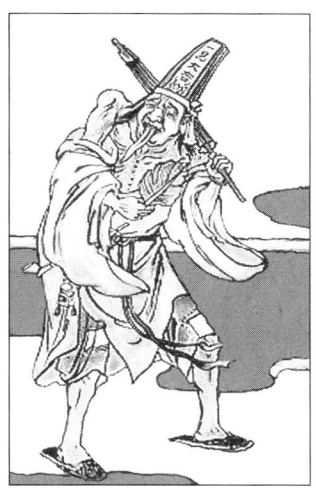

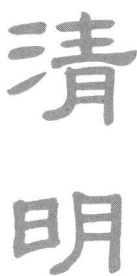

*Der Patron dieses Jahresabschnitts ist ein
Totengeist in Gestalt eines Bettelmönchs.
Die heraushängende Zunge weist darauf
hin, dass er bereits tot ist.*

5. Jahresabschnitt QINGMING
Hell und Klar 4./5. April

Sehen Sie sich vor! Der chinesische Volksmund weiß:
Wer sich an QINGMING keine Weidenzweige ansteckt,
wird im nächsten Leben ein Schwein oder ein gelber Hund.

Dieser Brauch geht auf den Glauben zurück, dass an diesem Tag
gebrochene Weidenzweige die bösen Geister vertreiben. Auch mit
den verstorbenen Ahnen soll man sich an diesem Tag beschäfti-
gen, denn es ist der sogenannte »Gräberputztag« (*saomu jie*). An
QINGMING, wo in der Regel erstmals frühsommerlich schönes
Wetter herrscht, zieht die ganze Familie mit Speis und Trank auf
die Friedhöfe, um gemeinsam mit den Toten ein Picknick zu halten. Zunächst wird das übers Jahr gewachsene Unkraut entfernt.
Dann begrüßt man die Ahnen mit einem ehrerbietigen Kotau und

berichtet ihnen die familiären Neuigkeiten. Anschließend setzt man sich zum gemeinsamen Mahl, an dem die Toten mittels Räucherstäbchen, die in die Gerichte gesteckt werden, teilhaben. Auch wird ihnen eigens für das Jenseits bestimmtes »Totengeld« geschickt, das auf den Gräbern verbrannt wird.

Das Picknick am Grab ist keine traurige Veranstaltung, es geht dort laut und fröhlich zu. Alle genießen den ersten Frühlingsausflug des Jahres, der in alter Zeit häufig der einzige Anlass war, zu dem Frauen das Anwesen verlassen und sich in der Öffentlichkeit zeigen durften. Nicht selten wurden daraufhin die Dienste der Heiratsvermittlerinnen in Anspruch genommen.

Verhalten im Alltag

Wer möchte sich nach dem langen Winter nicht gern von seinem Winterspeck verabschieden? Jetzt braucht der Körper Entschlackung. Das frühsommerliche Wetter erlaubt mehr Bewegung im Freien und kommt diesem Bedürfnis entgegen. Nicht umsonst fällt auch bei uns im Westen die Fastenzeit in diesen Jahresabschnitt. Die TCM kennt verschiedene, nicht nur diätetische Methoden, um ein paar Pfunde loszuwerden. Wir stellen zunächst einige Gemüse- und Fruchtsorten vor, die mit ihrer Heilwirkung das Abnehmen unterstützen können.

Die Gurke

Ihre thermische Qualität ist kalt. Sie gilt als Hitze austreibend und entgiftend, sie wirkt entwässernd und nährt die Haut. Vor allem für Diabetiker und Bluthochdruckpatienten ist sie zu empfehlen. Die Gurke senkt die Blutfettwerte, und ihre Ballaststoffe regen die Darmtätigkeit an. Sie enthält Tartronsäure, einen Stoff, der im Körper die Umwandlung von Kohlehydraten hemmt.

Die Tomate

Die Tomate ist thermisch neutral. Sie löscht den Durst, fördert den Speichelfluss, stärkt die Milz und unterstützt die Verdauung. Sie treibt Hitze aus und wirkt entgiftend, kühlt das Blut und harmonisiert die Leber. Die Tomate kann Blutfettwerte senken, beugt Arterienverkalkung vor und ist ein idealer Schlankmacher.

Der Rettich

Der Rettich ist thermisch neutral bis kühlend. Er ordnet das Qi und unterstützt die Verdauung, fördert den Speichelfluss und beseitigt Trockenheit. Er wirkt hustenhemmend, schleimlösend und zerstreut den Wind im Körper, weshalb er ein ideales Erkältungsmittel ist. Er entgiftet, wirkt harntreibend und hilft bei Kater. Ferner senkt er Blutfettwerte und Blutdruck und enthält Enzyme, die die Zersetzung von Fett und Stärke unterstützen und auf diese Weise bei der Fettverbrennung helfen.

Mu-er-Pilze

Die Baumpilze (auch Judasohr genannt) sind thermisch neutral. Da sie viel Eiweiß und Mineralstoffe, jedoch kaum Fett und viele Ballaststoffe enthalten, sind sie ideal zum Abnehmen. Außerdem senken sie die Blutfettwerte und halten die Arterien geschmeidig.

Champignon

Der Champignon ist thermisch neutral. Er unterstützt das Qi, zerstreut Hitze im Blut und wirkt schweißtreibend. Er ist besonders hilfreich für Übergewichtige, die eine schwache Milzfunktion und zu viel Feuchtigkeit im Körper haben.

Chilischoten

Sie sind thermisch heiß. Die roten Schoten wärmen die Mitte, vertreiben Kälte und helfen bei Depression. Sie öffnen den Magen und lösen Stauungen auf. Sie enthalten den Stoff Capsaicin, der die Gewichtzunahme bremst. Er regt die Hormonbildung an, was wiederum den Stoffwechsel ankurbelt. Das verstärkte Stoffwechselgeschehen hilft dem Körper, Fett zu verbrennen.

Knoblauch

Er ist thermisch warm. Knoblauch vertreibt Wind und ordnet das Qi, er stärkt die Milz und nährt den Magen. Außerdem hat er antibakterielle Wirkung und stoppt Durchfall. Er ist harntreibend, senkt den Blutdruck und die Blutfettwerte und unterstützt die Entgiftungsfunktion der Leber.

Chinakohl

Er ist leicht kühlend. Er treibt Hitze aus und wirkt beruhigend, macht Magen und Darm durchgängig. Chinakohl entgiftet und ist hilfreich bei Kater, er fördert die Verdauung und ordnet das Qi. Er harmonisiert die Mitte, senkt Blutdruck und Blutfettwerte und hält die Arterien geschmeidig, das macht ihn zu einer wohlschmeckenden Waffe gegen Übergewicht.

Mungobohnensprossen

Normalerweise bei uns als Sojasprossen angeboten, sind sie thermisch neutral. Die Sprossen sind ideal zum Abnehmen, weil sie kaum Kalorien, dafür Wasser, viel Eiweiß und Ballaststoffe enthalten.

Tofu und alle Tofu-Produkte

Sie sind thermisch neutral, unterstützen den Qi-Kreislauf und harmonisieren die Mitte. Sie regen den Speichelfluss an, benetzen, treiben Hitze aus und entgiften. Sie helfen bei hohem Blutdruck, Erkrankungen der Herzkranzgefäße, Diabetes und zu hohen Blutfettwerten.

Stangensellerie

Er ist thermisch kühl. Sellerie harmonisiert die Leber, treibt Hitze und Wind aus und wirkt wasser- und harntreibend. Er senkt den

Blutdruck und lindert die Begleitsymptome wie Schwindel, Kopf-schmerz und roten Kopf.

Spargel
Spargel (hier ist vor allem der in China verwendete vitaminreiche grüne Spargel gemeint) ist thermisch kalt. Er steigert die Wasser-ausscheidung, senkt hohen Blutdruck, beugt Arterienverkalkung vor und macht schlank. In China gilt er auch als Krebsmittel.

Aubergine
Sie ist thermisch kühl, treibt Hitze aus und belebt das Blut, lindert Schmerzen und hilft bei Schwellungen. Außerdem ist sie harn-treibend. Dieses Nachtschattengewächs senkt hohe Blutfettwerte, hohen Blutdruck und Übergewicht.

Karotte
Sie ist thermisch neutral und daher besonders bekömmlich. Sie klärt die Augen, stärkt die Milz und löst Stauungen auf, hilft bei hohem Blutdruck und bei Husten sowie bei Nachtblindheit und senkt hohe Blutfettwerte.

Kürbis
Er ist thermisch warm, stärkt die Mitte, begünstigt das Qi und wirkt entzündungshemmend und schmerzlindernd. Er wirkt ent-giftend und vertreibt Parasiten aus dem Körper.

Kumbu
(Japanischer Brauntang, in jedem Chinaladen erhältlich, vor Ge-brauch unbedingt gut wässern.) Seine Thermik ist kalt, er senkt den Blutdruck und wirkt gegen Husten und Keuchen. Er ist was-sertreibend und unterstützt dadurch das Abnehmen.

Wassermelone

Sie ist thermisch kalt, treibt die Hitze aus, entgiftet, stillt den Durst und dämpft Nervosität. Sie wirkt harntreibend. In China wird sie bei akuter und chronischer Nierenentzündung sowie für Diabetiker empfohlen.

Apfel

Er ist kühlend, fördert den Speichelfluss, benetzt die Lunge, dämpft Nervosität und hilft gegen Sommerhitze. Er öffnet den Magen, hilft bei Kater und senkt Blutfettwerte und hohen Blutdruck. Das in diesem Zusammenhang wirksame Pektin reichert sich vor allem in gekochten Äpfeln an. Apfel kann sowohl bei Verstopfung wie bei Durchfall eingesetzt werden.

Banane

Die Banane ist kalt, treibt Hitze aus, entgiftet und benetzt den Darm. Sie ist reich an Kalium und wirkt blutdrucksenkend, außerdem regt sie die Darmtätigkeit an, ist aber stark schleimbildend.

Übungen zum Abnehmen

🖐 Klopfmassage

Handfläche und Finger bilden einen leichten Hohlraum, geklopft wird also mit den Fingern und dem Handballen beziehungsweise der Handkante. Die Hand soll sich dabei auf und ab bewegen, wobei die Kraft aus dem ganzen Arm kommt und das Handgelenk elastisch bleibt, sich aber nicht zu sehr biegen soll. Nun klopft man entlang der Gliedmaßen, besonders Ellenbeugen und Achselhöhlen, Schultern und Rücken, Lendenbereich sowie Gesäß und den Bauch.

Am Anfang 5 bis 10 Durchgänge, später steigern.

Bei regelmäßiger Anwendung unterstützt das Klopfen den lokalen Kalorienverbrauch und die Zersetzung von Fett, es strafft die Muskeln und das Bindegewebe.

🖐 Brustmassage

Sitzend oder auf dem Rücken liegend üben. Die rechte Handfläche liegt über der rechten Brust, wobei die Finger schräg nach unten zeigen. Diese schiebt mit angemessener Kraft bis zum linken Unterbauch. Dann gegengleich üben und anschließend abwechselnd je 36-mal streichen.

🖐 Bauchmassage

Die rechte Hand liegt links unter dem Herzen. Dann mit dem Nabel als Kreismitte im Uhrzeigersinn 200-mal den Bauch massieren. Anschließend die Übung mit der linken Hand in Gegenrichtung durchführen.

Die Übungen sollen täglich morgens vor dem Aufstehen und abends vor dem Schlafen durchgeführt werden. Zusätzlich kann man eine Stunde nach dem Mittagessen üben.

Kontinuierliches Üben verbessert die Blutversorgung der Organe, regt den Stoffwechsel an und stärkt die Immunabwehr. Die besondere Wirksamkeit der Brustmassage liegt in der Stimulation der mit zunehmendem Alter sich zurückbildenden Thymusdrüse. Durch diese Übung wird sie in ihrer Sekretbildung angeregt.

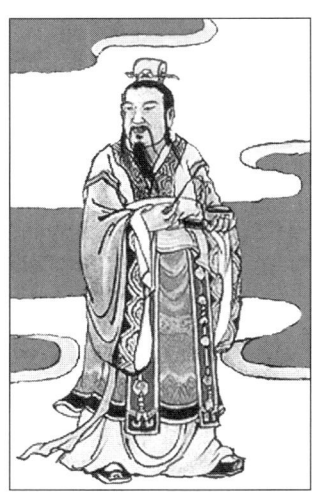

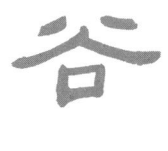

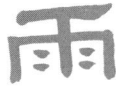

Der Patron dieses Jahresabschnitts ist eine wohlgenährte fürstliche Gestalt, die ein Gefäß mit Regenwasser in der Hand hält.

6. Jahresabschnitt GUYU
Getreideregen 20./21. April

GUYU macht es keinem recht.
Der Reis liebt die Hitze,
dem Weizen bekommt sie schlecht.
Die Bauern winken den Regen herein
Maulbeerpflücken geht nur bei Sonnenschein.

GUYU bedeutet Regenwasser, und das soll nun die hundert Getreidearten zum Wachsen bringen. Dieser Abschnitt beschließt den Frühling. In China hören um diese Zeit die Nachtfröste auf, die kalte Jahreszeit ist zu Ende und der landwirtschaftliche Anbau beginnt. Der um diese Zeit einsetzende Nieselregen, auch Pfirsichblütenregen genannt, bringt die Reisstecklinge und andere Getreidesorten zum Sprießen. Die Maulbeerbäume bilden zarte neue

Blätter, die für die Seidenraupenzucht gebraucht werden, und die Teepflücker ernten im Süden des Landes die ersten kostbaren Teespitzen. Der Kuckuck, auch in China ein Frühlingsbote, erinnert die Menschen, dass die Zeit der Aussaat gekommen ist. Die Päonie (bei uns auch Pfingstrose) steht in voller Blüte, in manchen Landesteilen werden sogar Päonienpartys veranstaltet, um die prächtigen Blüten gemeinsam zu bewundern.

In dieser Zeit des intensiven Wachstums erwachen aber auch schädliche Insekten, wie der Skorpion, oder Krankheitskeime zu neuem Leben, weshalb in der bäuerlichen Bevölkerung mit Amuletten, Papierschiffchen und Opfergaben gegen diese Übel angekämpft wird.

Verhalten im Alltag

In dieser Zeit bedürfen die Organe Leber, Milz und Magen unserer besonderen Aufmerksamkeit und Pflege. Die Leber sollte jetzt besonders durchlässig sein, um einen ungehinderten Energiefluss zu gewährleisten. Dadurch kann in den ersten milden Tagen des Jahres das körpereigene Qi im Einklang mit dem Qi der erwachenden Natur ungehindert aufsteigen, und der Mensch fühlt sich wohl und kraftvoll.

Bläst der Frühlingswind jedoch unstet und launisch, so macht er die Menschen nervös und aggressiv, da er das Leber-Qi in seiner Entfaltung hindert. Menschen, die an Herz oder Leber erkrankt sind oder psychische Probleme haben, sind in dieser Zeit besonders anfällig und in schlechter Allgemeinverfassung.

Dieser Jahresabschnitt, der von starken Temperaturschwankungen und wechselhaften Winden (Aprilwetter) gekennzeichnet ist, bringt auch die biologische Uhr unseres Körpers aus dem Gleichgewicht. Das kann »auf den Magen schlagen«, was womöglich zu chronischer Magenentzündung (Gastritis) und Magengeschwüren führt. Anzeichen dafür sind Unwohlsein und Brennen im Oberbauch, Appetitlosigkeit, bitterer Geschmack im Mund, Müdigkeit, Gewichtsabnahme, Blutarmut und Schwindelgefühl. Da sich die Symptome sehr langsam entwickeln, werden sie häufig übersehen und nicht ernst genommen. Zur Vorbeugung sollte man sich bei Alkohol, Zigaretten, Kaffee sowie Schwarztee zurückhalten und keine schweren Mahlzeiten zu sich nehmen, sondern lieber mehrmals kleine Mengen essen. In dieser Periode treten auch häufig Nervenschmerzen auf, vor allem der Ischias, der Trigeminus und die Nerven zwischen den Rippen sind betroffen. Rippenschmerzen treten ein- oder beidseitig im Geflecht der Leberleitbahnen unterhalb der Achseln auf und können bis in den Bauchraum ausstrahlen. In der chinesischen Medizin werden sie auf eine Schwäche oder Störung der Leber zurückgeführt, die, wie oben beschrieben, in dieser Zeit besonders anfällig für Qi-Stau ist. Eine TCM-Therapie sorgt in einem solchen Fall für durchgängige Leitbahnen und eine Belebung des Blutkreislaufes.

Ischias-Probleme werden von unterschiedlichen, für das Frühjahr typischen »Übeln«, nämlich Wind, Kälte und Feuchtigkeit, hervorgerufen, die zu einer Blockade bestimmter Leitbahnen führen. Das Krankheitsbild ist jeweils unterschiedlich. Ist es von eindringendem Wind verursacht, dann wandert der Schmerz; war Kälte der Auslöser, dann sind die Schmerzen besonders heftig und lokalisiert; Feuchtigkeit verursacht Taubheit, schwere Glieder und ein Gefühl von Muskelkater; es gibt aber auch einen plötzlichen Ischiasanfall, der mit Hitze einhergeht. Eine TCM-Therapie bemüht sich in diesem Fall um ein Austreiben von Wind, Kälte und Feuchtigkeit und löst die Blockaden auf.

Unter Trigeminus-Schmerzen leiden vornehmlich Frauen in mittlerem Alter. Meist werden sie durch Eindringen von Wind und Kälte verursacht, was ein krampfartiges Zusammenziehen der Leitbahnen im Gesicht zur Folge hat. Eine andere Ursache ist eine ungelöste Blockade von Leber-Qi, die Hitze und Feuer im Körper entstehen lässt. Dieses Krankheitsbild geht mit Verdauungsstörungen einher.

Übungen

Fußmassage gegen Völlegefühl

Entspannt auf dem Stuhl oder Sofa sitzend mit der linken Hand den linken Fuß auf den rechten Oberschenkel legen. Dann mit dem Handteller der Rechten fest den Vorderballen 108-mal auf und ab massieren. Die Seite wechseln.

Entspannungsübung gegen Reizbarkeit und Unruhe

Auf dem Rücken liegen und den Kopf bequem auf ein Kissen betten, wobei die Beine etwa schulterbreit liegen. Beide Hände mit den Handflächen nach unten neben die Oberschenkel legen. Die Augen locker schließen und den ganzen Körper entspannen. Dabei soll man sich nacheinander folgende Körperteile vorstellen und gezielt entspannen: Wir beginnen mit dem Kopfscheitel, gehen über beide Ohren, die Schultern, die Oberarme, die Unterarme, die Handflächen bis zu den Fingern. Wieder am Scheitelpunkt beginnend, wandern wir über das Gesicht, die Brust, den Bauch, den Dammpunkt, die beiden Oberschenkel, die Knie, die Schienbeine, die Fußrücken, die großen Zehen und dann absteigend einzeln zu allen anderen Zehen. Dann lenken wir unsere Aufmerksamkeit auf die Mitte der Fußsohlen und stellen uns vor, dass beide Füße im warmen Wasser liegen. Schließlich sagt man sich dreimal: Mein ganzer Körper ist entspannt.

Wenn man mit dieser Übung schon gut vertraut ist, kann man sie auch im Stehen oder Sitzen ausführen.

Übung gegen Kopfschmerzen und Schwindel

Locker mit schulterbreit gesetzten Füßen stehen; die Arme hängen entspannt herab, wobei die Handflächen zum Körper weisen. Die Spitze des Mittelfingers berührt an einer gedachten Hosennaht dabei automatisch den Punkt *fengshi* (Windmarkt). Jetzt den Kopf nach oben recken, als wäre er am Scheitelpunkt aufgehängt, die Zunge berührt den oberen Gaumen. Dann den Beckenboden anspannen und sich von störenden Gedanken befreien. Den ganzen Körper entspannen. Wo sich die gedachten

Linien zwischen den Ohrspitzen und dem Mittelscheitel kreuzen, liegt der *baihui*-Punkt (Zusammenkunft aller Leitbahnen). Auf diesen Punkt soll sich nun für möglichst lange Zeit die Konzentration richten.

Diese Übung dient der Stärkung der Großhirnfunktion. Sie fördert die Zufuhr von Qi und Blut und hilft auch bei Gedächtnisschwäche.

✋ Übung gegen Verdauungsstörungen

Genau wie bei der vorigen Übung locker und mit schulterbreiten Füßen dastehen, die Arme hängen entspannt herab, wobei die Spitzen der Mittelfinger wieder den Punkt *fengshi* berühren. Erneut den Kopf nach oben recken, als wäre er am Scheitelpunkt aufgehängt, die Zunge berührt den oberen Gaumen, dann wieder den Beckenboden anspannen und sich von störenden Gedanken befreien. Beide Handflächen aneinander reiben, bis sie heiß werden. Dann die Handflächen im Abstand von ca. einem Zentimeter vor die Magengrube halten. Gleichzeitig wollen sich die Zehen im Boden festkrallen. Diese Position etwa zehn Minuten beibehalten. Die Wirkung dieser Übung ist am besten, wenn sie eine Stunde nach dem Essen ausgeführt wird.

Ernährung

Im Vordergrund stehen milde Frühlingsgerichte.

🥘 Grüne Bohnen gebraten

100 g Rinderhack
300 g grüne Bohnen
1/2 Gurke
1/2 Zwiebel
1 El Kochwein
1 EL helle Sojasoße
2 TL fein gehackter Knoblauch
Salz
1 EL Speiseöl

Grüne Bohnen waschen, die Enden abknipsen und die Fasern entfernen. Wasser in einem Topf aufkochen und die Bohnen darin ca. 4 Minuten kochen, bis sie gar sind, dann herausnehmen und zur Seite stellen.

Die Gurke schälen, schräg in sehr dünne Scheiben schneiden und den Tellerrand damit fächerförmig dekorieren. Die Bohnen in kurze Stücke schneiden, die Zwiebel fein hacken.

Anschließend Öl in einem Wok erhitzen, Zwiebeln und Knoblauch darin anbraten, das Rinderhack hinzugeben und mitbraten, bis die Flüssigkeit verdunstet ist. Dann die Bohnen hinzufügen, mit Kochwein, heller Sojasoße und Salz würzen, weitere 3 Minuten braten. Danach den Inhalt der Pfanne im Gurkenkranz anrichten und servieren.

Salat mit Mu-er-Pilzen und Paprika

100 g schwarze Mu-er-Pilze
1 rote Paprika
1 EL dunkler Reisessig oder Balsamico
1 TL Zucker
1 TL helle Sojasoße
Salz
1 TL fein gehackter Ingwer
2 Frühlingszwiebeln

Die Mu-er-Pilze 30 Minuten lang in warmem Wasser einweichen. Anschließend waschen und mit kochendem Wasser überbrühen, dann abtropfen lassen und in kleine Stücke hacken. Die Paprika waschen, in Würfel von passender Größe schneiden. Die Frühlingszwiebeln waschen und in sehr feine Scheiben schneiden. Alles in eine Schale geben, mit Essig, Sojasoße, Salz, Zucker und Ingwer anmachen.

Strohpilze mit Tofu

200 g weicher Tofu
100 g eingeweichte Strohpilze (*volvaria volvacea*, falls nicht
    getrocknet verfügbar, gibt es sie im Chinaladen auch in der Dose)
50 g grüne Gemüseblätter (Kochsalat, Chinakohl etc.)

50 g Bambus (aus der Dose)
Salz
1 gestrichener TL fein gehackter Ingwer
einige Tropfen Sesamöl
1 TL Speisestärke
1 EL Speiseöl
Hühnerbrühe nach Belieben
Glutamat, falls gewünscht

Tofu und Bambus werden in Würfel von ca. 1 cm Kantenlänge geschnitten, die Pilze halbiert, die Gemüseblätter ebenfalls zerkleinert. Das Speiseöl in einer Pfanne erhitzen, Bambus, Tofu und Pilze zusammen mit dem Ingwer kurz darin anbraten und die Brühe zugeben. Mit Salz abschmecken und einmal aufkochen. Dann die Gemüseblätter zugeben und nochmals kurz aufkochen. Die in kaltem Wasser gelöste Speisestärke einrühren und mit Sesamöl beträufeln.

Falls Sie Glutamat verwenden, wird dieses am Schluss zugegeben und nicht mehr aufgekocht. Das Gericht sollte von suppiger Konsistenz, aber keine Suppe sein, und wird zu Reis serviert.

Das Gericht regt den Appetit an, senkt Blutdruck und Blutfettwerte und löst Schleim auf.

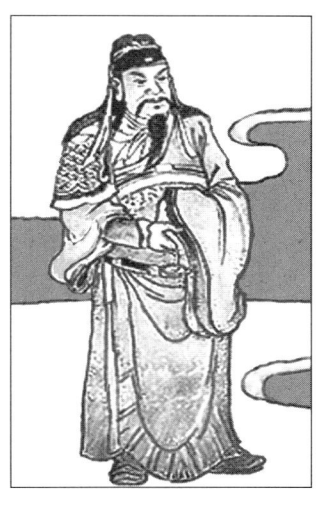

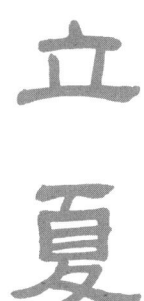

Der Patron dieses Jahresabschnitts ist ein Mann, der seiner Kleidung nach halb Krieger, halb Beamter ist. Dies deutet auf den Wechsel der Jahreszeit in diesem Abschnitt hin.

7. Jahresabschnitt LIXIA
Sommeranfang 5./6. Mai

Bleibt an LIXIA der Regen aus,
gibt es keinen Reis im Haus.

Die Tagestemperaturen sind beträchtlich angestiegen, die Gewitter nehmen zu und das Getreide kommt in seine Hauptwachstumsphase. In China beginnt der Sommer. An LIXIA zog der Kaiser mit seinem gesamten Gefolge sieben Meilen in die südliche Vorstadt, um den Sommer zu begrüßen. Das einfache Volk traf sich an diesem Tag mit Freunden; man kostete die ersten Früchte der Natur und trank den ersten frisch geernteten Tee. Aber Vorsicht: Wer sich an diesem Tag auf die Türschwelle setzte, riskierte, den ganzen Sommer zu kränkeln. Und noch andere Übel lauerten: Früher wurden an diesem Tag Vorkehrungen getroffen, um sich vor Schlangen, den typischen Bedrohungen des Sommers, zu schützen.

Verhalten im Alltag

In den Sommermonaten vereinigt sich das Qi von Himmel und Erde, die zehntausend Lebewesen stehen in Wachstum und Fruchtbarkeit. Jetzt sollte man spät zu Bett gehen und früh aufstehen. Wut und Nervosität sind zu vermeiden, und das Qi sollte sich nicht stauen, sondern abgeleitet werden können. Ist dies nicht möglich, so kann das Herz-Qi beeinträchtigt werden und im Herbst kann der Organismus dann seiner Aufgabe des Sammelns und Speicherns nicht richtig nachkommen. Dies macht ihn anfällig für Krankheiten in Herbst und Winter.

Das Herz – das Organ des Sommers

Dem Sommer sind das Organ Herz und das Element Feuer zugeordnet. Im Einklang mit der voll erblühten Natur ist die Herzfunktion des Menschen in dieser Periode am stärksten. Daher sollte die Gesundheitspflege nun besonders diesem Organ gelten. In der TCM wird das Herz als Herr des gesamten Körpers verstanden. Dort hat auch der Geist seinen Sitz. Das Herz ist ein Yang-Organ und herrscht über das Yang-Qi, welches den Blutkreislauf antreibt und die gesamten Lebensfunktionen aufrechterhält; es wird auch als die Sonne des Körpers bezeichnet.

Im LIXIA regnet es selten, oft weht ein ausdörrender Wind, weshalb der Mensch viel Flüssigkeit verliert. Das alles führt zu dem in der TCM beschriebenen Phänomen des »aufsteigenden Feuers« (*shanghuo*). Es zeigt sich in trockener und schmerzender Kehle, roten, juckenden Augen, brennender Nase, aufspringenden Lippen, Appetitlosigkeit, Verstopfung und dunklem Urin.

Um es nicht so weit kommen zu lassen, sollte man ein möglichst geregeltes Leben mit genügend Pausen führen und sich nicht durch zum Beispiel starken Alkoholgenuss verausgaben. Man sollte viel trinken, reichlich Gemüse und Obst essen und scharfe Nahrungsmittel meiden.

Auch wenn die erste Hitze zum Mittagschlaf verlockt, sollten korpulente und ältere Personen sich diesen Genuss versagen. Menschen über 65 haben häufig verkalkte Arterien. Nach der Mahlzeit zeigt das Blut die Tendenz, sich zu verdicken, weil Nährstoffe aufgenommen werden. Das Schlafen verlangsamt den Blutfluss noch zusätzlich, was die Gefahr eines Schlaganfalls erhöhen kann. Menschen mit Gewichtsproblemen bieten dem Körper durch den Mittagschlaf eine ideale Gelegenheit, Fett zu speichern. Stattdessen sollte es besser durch angemessene Bewegung abgebaut werden.

Übungen

Herzstärkung mit der Silbe »ke«

Die Silbe wird mit einem offenen »e« gesprochen wie in Gabe. Diese Übung hilft bei Herzflattern, Angina pectoris, Schlaflosigkeit, kaltem Schweiß, Vergesslichkeit und Neigung zu entzündeter Mundschleimhaut.

Man steht schulterbreit entspannt da, die Hände hängen seitlich herab, der Mund ist halb geöffnet und die Zunge liegt locker an den oberen Schneidezähnen. Störende Gedanken soll man loslassen. Dann atmet man tief und langsam ein. Beim langsamen Ausatmen spricht man tonlos die Silbe »ke«, wobei sich die Handflächen über den Unterbauch vor die Brust heben, dort wenden und bis auf Augenhöhe steigen. Gleichzeitig sollen beiden großen Zehen bewusst den Boden berühren.

Beim Einatmen drehen sich die Handflächen zum Gesicht und senken sich dann über Brust und Bauch bis in die Ausgangsstellung zurück. Anschließend wird wieder über die Silbe »ke« ausgeatmet, wie oben beschrieben. Diesen Ablauf wiederholt man sechsmal.

✋ »Stehender Pfosten« – Übung zum Austreiben von Feuchtigkeit bei rheumatischen Herzbeschwerden

Schulterbreit und mit seitlich hängenden Armen dastehen, wobei die Fingerspitzen der Mittelfinger den Punkt *fengshi* (Windmarkt) berühren. Der Kopf reckt sich zum Himmel, als wäre er am Scheitelpunkt aufgehängt. Die Zunge berührt den oberen Gaumen. Den Beckenboden anspannen und störende Gedanken loslassen. Der ganze Körper ist entspannt.

Jetzt heben wir die Arme langsam gestreckt bis auf Schulterhöhe. Die Handflächen zeigen nach vorn, die Finger sind gestreckt und leicht gespreizt. Dabei soll die Konzentration möglichst lange in den Fingern verharren (20 Minuten werden angestrebt). Hände und Arme sollten sich leicht und wie vom Qi getragen anfühlen. Diesen Effekt erreicht man allerdings erst nach längerem Üben.

✋ Massage zur Herzstärkung

Man steht schulterbreit; wer sich schwach fühlt, kann diese Übung auch im Sitzen oder Liegen machen. In jedem Fall sollte der Körper entspannt sein. Die Augen locker schließen und die Aufmerksamkeit auf die Herzgegend richten. Die Handflächen genau übereinanderlegen, wobei der Mann die rechte Hand auf die linke legt, die Frau die linke auf die rechte, und mit beiden Händen die Herzgegend im Uhrzeigersinn sanft massieren. Die Hände verlieren dabei nie den Kontakt zueinander und zum Körper. Dann die Kreisrichtung ändern. In beiden Richtungen 20-mal kreisen, wobei die Dauer einer Kreisbewegung in etwa einem Atemzug entspricht.

Nach der Massage bleiben die Hände zunächst liegen und die Aufmerksamkeit bleibt weiter auf diese Stelle gerichtet. Zum Abschluss der Übung wird dreimal beim Ausatmen sanft gedrückt, beim Einatmen wieder losgelassen.

Ernährung

Der Flüssigkeitshaushalt ist in dieser Phase besonders wichtig. Man soll viel trinken, aber möglichst nichts Kaltes. Bei körperlicher Arbeit und langen Wanderungen empfehlen sich leicht gesalzene oder mineralhaltige Getränke. In vielen Gegenden Chinas tritt in dieser Jahreszeit der leicht verdauliche Reisbrei als Beilage an die Stelle des trockenen Reises. Häufig wird dieser mit Mungobohnen, Lotoskernen, frischen Lotosblättern, Schilfwurzeln oder getrockneten Bohnenkernen angereichert. Diese Zutaten stärken Milz und Magen und leiten Hitze aus.

Tomaten und Gurken sind im Speiseplan jetzt besonders empfehlenswerte Gemüse. Tomaten regen den Speichelfluss an und stillen das Durstgefühl, stärken den Magen und fördern die Verdauung. In China werden sie meist mit etwas Zucker angemacht, da sie zum Obst gerechnet werden. Gurken sind reich an Ballaststoffen, was die Darmtätigkeit anregt und die Entgiftung unterstützt. Außerdem können Gurken die Blutfettwerte senken (siehe S. 48).

Jetzt ist Spargelzeit – bei uns in Deutschland wie auch in China, wo vor allem der vitaminreiche grüne Spargel gegessen wird (siehe S. 51). Hier ein Rezept, um dieses den Stoffwechsel anregende und die Körperfunktionen stärkende typische Frühjahrsgemüse einmal anders zuzubereiten:

☜ Grüner Spargel mit Ginkgo und Lilienknollen

Zwei Lilienknollen (*baihe*; getrocknet im Chinaladen oder
    in TCM-Apotheken)
300 g grüner Spargel
1 EL Ginkgokerne (*baiguo*; geschält und getrocknet im Chinaladen
    oder in TCM-Apotheken)
1 TL Salz
weißer oder schwarzer Pfeffer nach Belieben
1 EL helle Sojasoße

1 EL Speiseöl
1 TL Sesamöl

Den Spargel waschen, die trockenen Enden entfernen und schräg in 4 cm lange Stücke schneiden. Die äußeren Häute der Lilienknollen entfernen, waschen und mit der Hand in Einzelblätter zerteilen. Die Ginkgokerne knacken und die harte Schale entfernen. In einem Topf Wasser aufkochen und den Spargel eine Minute lang blanchieren, anschließend mit kaltem Wasser abschrecken. Die Ginkgokerne im kochenden Wasser ebenfalls zwei Minuten kochen, dann herausnehmen und das dünne Häutchen entfernen.

Jetzt wird das Öl im Wok erhitzt (nicht zum Rauchen bringen), alle drei Zutaten hineingegeben und etwa eine Minute lang pfannengerührt. Mit Sojasoße und Salz würzen und vor dem Servieren mit Sesamöl beträufeln.

Vorsicht: Ginkgokerne müssen immer ganz durchgegart sein; ein Erwachsener sollte nicht mehr als 10, ein Kind nicht mehr als 5 auf einmal davon essen.

Der Frühsommer ist die Zeit, wo Neurodermitis und Schuppenflechte wieder aufblühen. Hier ein Heilrezept für Betroffene:

☞ Tofu mit Stangensellerie bei Neurodermitis
550 g Stangensellerie
1 Stück weicher Tofu (ca. 125 g)
Salz
einige Tropfen Sesamöl

Den Stangensellerie waschen, entfäden und quer in kleine Stücke schneiden. Den Tofu ebenfalls würfeln. Beides kurz blanchieren (verwendet man japanischen Seidentofu, entfällt das Blanchieren). Abkühlen oder kurz abschrecken und mit Salz und Sesamöl abschmecken.

Sexualleben im Sommer

Die sechs Sommer-*jieqi* sind von starker Hitze geprägt und das Yang-Qi ist dominant. Die Hitze treibt die Körpersäfte nach außen, sodass die Menschen stark schwitzen und zu viel Körperflüssigkeit verlieren. Das geht häufig mit einem Qi-Verlust einher. Ein unausgewogenes Sexualleben verschärft diese Erscheinungen noch: Das ist, einer chinesischen Redewendung zufolge, als ob man Öl ins Feuer gösse oder dem Schnee auch noch Raureif hinzufüge.

Die Heilkundler des Altertums hielten es daher für abträglich, wenn der Mann öfter als 14-tägig eine Ejakulation hatte. Das spricht aber nicht unbedingt gegen Geschlechtsverkehr. In der daoistischen Liebeskunst gilt es sogar als anerkannte Technik, die Ejakulation bewusst zurückzuhalten und damit seine Essenz zu bewahren. Ein nicht geringer Teil der daoistischen Praktiken des Beischlafs beruhte auf dieser Überzeugung.

Sobald der Sommer beginnt, muss nach chinesischer Vorstellung die Essenz (der Samen) »gefestigt« (*gujing*) werden. Die Medizinklassiker empfehlen hierfür das »Goldene Geheimrezept«, eine Hodenmassage:

Eine Hand massiert den Hodensack, als würde sie mit Qi-Gong-Kugeln spielen, die andere reibt gleichzeitig den Bauch vom Nabel abwärts, nach 81-mal die Hände wechseln und die Übung wiederholen. Diese Übung sollte mindestens 14 Tage hintereinander und möglichst zwischen 21 Uhr und 1 Uhr nachts ausgeführt werden. In dieser Zeit ist das Yin im Aufsteigen und das Yang im Absteigen begriffen. Diese Übung ist in der TCM auch als Therapie bei Impotenz anerkannt.

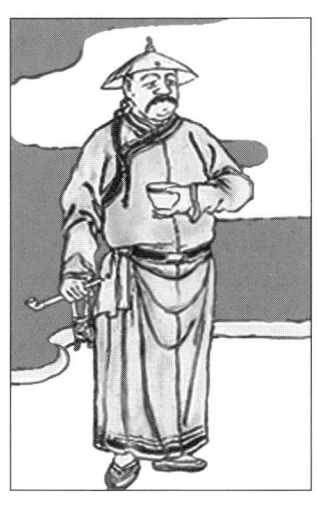

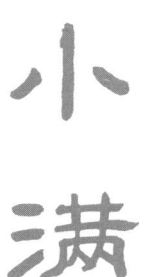

Der Patron dieses Jahresabschnitts ist ein Mann in mandschurischer Beamtentracht, erkennbar an Hut, Zopf und Überkleid. Er trägt eine Pfeife und eine Trinkschale in der Hand.

8. Jahresabschnitt XIAOMAN
Kleine Fülle 21./22. Mai

Regnet es an XIAOMAN heftig,
wächst der Weizen groß und kräftig.
Bleibt der Regen an XIAOMAN aus,
bleiben die Speicher leer im Haus.

In diesem Abschnitt füllen sich die Ähren, da es jetzt normalerweise viel regnet, aber nicht an Licht mangelt.

Der Sage nach hat der Gott der Seidenraupen an diesem Tag Geburtstag. Da in Südchina die Raupen nun bereits ihre Kokons gebildet haben und die Seidengewinnung unmittelbar bevorsteht, sind die Bauern besonders dankbar und feiern ihren Schutzpatron mit Festen und Opfergaben. Unter den *jieqi*-Patronen fällt XIAO-MAN durch seine mandschurische Beamtentracht auf. Dies erklärt sich aus der Doppelbedeutung des Schriftzeichens *man*, das sowohl »mandschurisch« als auch »voll« bedeuten kann.

Verhalten im Alltag

In dieser Periode sind juckende Hautausschläge und Ekzeme besonders verbreitet. Auch Allergien, die durch Wind verursacht werden, treten vermehrt auf. Die TCM erklärt sich dies folgendermaßen: 1. Feuchtigkeit hat sich im Körper ausgebreitet und macht sich nun infolge der Einwirkung von Wind-Hitze oder Wind-Kälte in Form von Hautkrankheiten bemerkbar. 2. Ferner staut sich Hitze im Funktionskreis des Magens und Darms; unter Wind-Einwirkung führt das ebenfalls zu Hautproblemen. 3. Der Körper reagiert in dieser Phase besonders leicht allergisch, weshalb man Nahrungsmittel wie Seefisch, Krabben und Krebse nicht im Übermaß essen sollte.

Ein weiteres typisches Phänomen des Frühsommers ist der sogenannte Hongkong-Fuß, ein Ausschlag mit nässenden und juckenden Bläschen zwischen den Zehen (*tinea pedis*). Dagegen hilft folgendes Rezept:

Eine Knoblauchzehe häuten, zerstampfen oder pressen und direkt auf die befallenen Stellen auftragen. Die gleiche Wirkung hat reiner Knoblauchsaft.

Trotz der einsetzenden Hitze sollte man vorsichtig sein mit kalten Getränken. Übermäßiger Genuss kann den Trigeminus reizen und zu Kopfschmerzen führen. Statt äußerer, physikalischer Abkühlung empfiehlt die TCM innerlich kühlenden und wohlschmeckenden Kräutertee aus Geißblattblüten (*jinyinhua* bzw. *lonicera periclymenum* im eigenen Garten ernten oder getrocknet in der Apotheke kaufen).

Übungen

⚛ Übung zur Harmonisierung von Yin und Yang

Schulterbreit und entspannt mit hängenden Armen dastehen. Die Handflächen zeigen nach innen. Die Spitzen der Mittelfinger liegen damit automatisch an dem Punkt *fengshi* (Windmarkt). Der Kopf ist aufgerichtet, als wäre der Scheitelpunkt am Himmel aufgehängt. Die Zungenspitze an den oberen Gaumen führen, den Beckenboden anheben und sich von störenden Gedanken befreien. Der ganze Körper ist entspannt.

Nun wird die Konzentration auf den *tanzhong*-Punkt gelenkt (Vorhof der Brust). Er liegt auf dem Brustbein, dort wo es sich mit einer gedachten Linie zwischen den Brustwarzen kreuzt. Man sollte nach innen schauend die Aufmerksamkeit so lange wie möglich dort halten, angestrebt sind 20 Minuten.

Diese Übung sollte täglich morgens und abends durchgeführt werden. Sie wirkt außerdem unterstützend bei Herzmuskelentzündung, Lungenentzündung, Bronchitis und Kehlkopfentzündung.

⚛ Übung für Nacken und Schulter

Vorbereitung: Man kann im Sitzen oder Stehen üben und reibt zunächst die Handflächen aneinander, bis sie heiß sind. Dann legt man sie auf die Stirn und fährt damit sanft über beide Gesichtshälften. Anschließend macht man einen Katzenbuckel, streckt sich wieder und wiederholt diese Abfolge mehrmals.

Nun erneut die Handflächen reiben, bis sie heiß sind. Dann legt man die rechte Hand an den Nacken und reibt drei- bis fünfmal kräftig hin und her. Anschließend dasselbe mit der linken Hand. Die Handflächen wieder warmreiben und das Ganze insgesamt dreimal durchführen. Dadurch wird der Nacken warm und die Muskeln werden geschmeidig.

1. Beidseitiges Schulterkreisen nach vorne. Mit kleinen Kreisen beginnen und diese immer größer werden lassen.
2. Beidseitiges Schulterkreisen nach hinten, wie oben.
3. Die Schultern abwechselnd nach hinten kreisen lassen.

4. Die Schultern abwechselnd nach vorne kreisen lassen.
5. Taiji-Kreise: Nun verschränken wir die Arme vor der Brust wie beim Kosakentanz und beschreiben mit den Ellenbogen eine fortlaufende Acht. Auch die Schultern und Lendenwirbel werden in die Bewegung einbezogen, die bis ins sogenannte »Lendenbrett« hinabreicht und dieses weicher und beweglicher werden lässt.

☝ Übung bei Schulterbeschwerden

Die Konzentration auf folgenden Punkt hilft bei allgemeinen Schulterschmerzen und Schultergelenksentzündung.

Bei gleicher Ausgangsposition wie oben wird die Aufmerksamkeit auf den *jianjing*-Punkt gelenkt (Schulterbrunnen). Er liegt in der Vertiefung am höchsten Punkt der Schulter und ist auf Druck meist schmerzhaft. Er reguliert und stärkt das Qi und den Flüssigkeitshaushalt in den oberen Gliedmaßen. Man übt morgens und abends jeweils 20 Minuten.

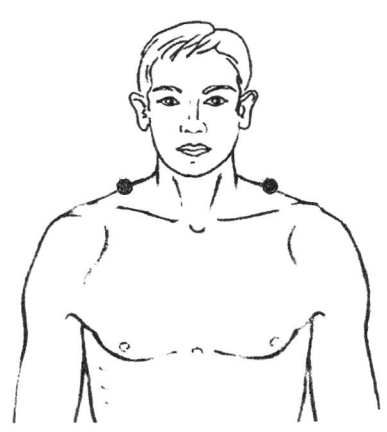

Ernährung

Da es in diesem Jahresabschnitt besonders häufig zu Hautirritationen kommt, sollte leichte, milde und vorzugsweise vegetarische Kost vorherrschen. Fettes und schweres Essen, wie etwa tierische Fette, Meeresfrüchte, scharfe Gewürze sowie frittierte und geräucherte Speisen, ist zu meiden.

Man sollte Nahrungsmittel zu sich nehmen, die Feuchtigkeit aus dem Körper austreiben. Dazu gehören rote Bohnen, Mungobohnen, Wachs- bzw. Wintermelonen (*donggua*), Luffa, Gurken, getrocknete Lilienblüten, Lotoswurzel, Stangensellerie, Wasserkastanien, Mu-er-Pilze, Karotten, Tomaten, Süßwasserfische und Ente.

☞ Süßspeise aus Lotoswurzel und Wasserkastanien

250 g Wasserkastanien (*mati* aus der Dose)

150 g frische Lotoswurzel (mittlerweile vakuumverpackt in größeren Chinaläden erhältlich)

reichlich weißen Kandiszucker

Die Lotoswurzel waschen und in Scheiben schneiden, die anschließend halbiert werden. Wasser in einen Topf geben, sodass das Kochgut bedeckt ist, und Lotuswurzel und Wasserkastanien darin 20 Minuten auf kleiner Flamme köcheln. Den Kandiszucker hinzugeben und zehn Minuten weiterkochen.

Diese Heilspeise treibt Hitze und Feuchtigkeit aus, stärkt die Milz und regt den Appetit an.

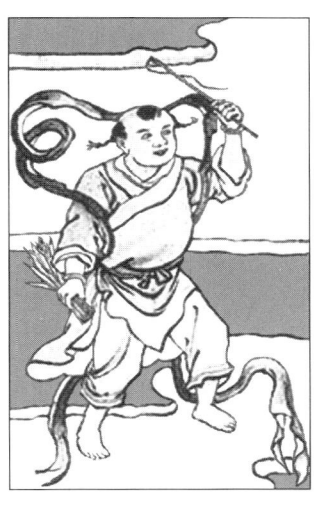

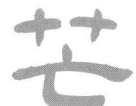

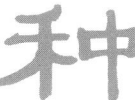

Der Patron dieses Jahresabschnitts ist ein Kuhhirte mit Peitsche und Reissetzlingen, da dieser Abschnitt für die Landwirtschaft besonders wichtig ist.

9. Jahresabschnitt MANGZHONG
Körneransatz des Getreides 5./6. Juni

Wer jetzt das Sommergetreide nicht sät,
der kommt für die Ernte im Herbst zu spät.

Zu MANGZHONG ist der Winterweizen erntereif und das Sommergetreide, etwa die Hirse, wird gesät. Für die Landwirtschaft ist dies ein wichtiger Zeitpunkt, den man nicht verpassen darf, denn danach lässt die Keim- und Wachstumsfreudigkeit der Getreidepflanzen deutlich nach.

Das liegt daran, dass das seit Frühjahrsbeginn wachsende Yang nun seinen Höhepunkt erreicht. Mit dessen Überschreitung gewinnt das Yin wieder an Raum.

In Südchina herrscht um diese Zeit ein extrem feuchtes, schwülheißes Klima, das Gebrauchsgegenstände und Kleider zum Schimmeln bringt. Es fällt ein warmer Nieselregen, den der Bauer schätzt, die übrige Bevölkerung aber hasst und den man *meiyu* nennt. Da jetzt auch die Ernte der Essigpflaumen *mei* (gleichlautendes, aber anders geschriebenes Zeichen) beginnt, heißt dieser Regen auch Pflaumenregen. Unter dieser Erscheinung leidet die Bevölkerung ungefähr einen Monat.

Zugleich ist der fünfte Mondmonat, in den MANGZHONG fällt, der »Monat der hundert giftigen Ungeziefer«. Im Altertum galt er als Unglück verheißend und übel. Das Yang hat am fünften Tag des fünften Monats seinen Gipfelpunkt erreicht, was in der Sicht der chinesischen Philosophie, die immer den Ausgleich von Yin und Yang anstrebt, eine gefährliche Extremsituation darstellt. Daraus ist der Brauch entstanden, an diesem Tag einen Strauß aus Beifuß (abschreckender Geruch) und Kalmus (schwertförmige Blätter) zur Abschreckung des Bösen am Tor aufzuhängen.

Als besonders giftig unter diesen Schädlingen gelten die *wudu* (die fünf Giftigen): der Skorpion, die Schlange, die Giftkröte, der giftige Gecko und der Tausendfüßler. Zur Abwehr werden Scherenschnitte dieser Tiere aus rotem Papier an Türen und Fenster geklebt. Die Kinder tragen zum Schutz Westen, die nicht etwa mit niedlichen Teddybären, sondern in einer Art Abwehrzauber mit diesem bedrohlichen Ungeziefer bestickt sind.

Außerdem ist jetzt der Dämonenkiller Zhongkui im Einsatz, der mit grimmiger Miene und gezücktem Schwert die Übel in die Flucht schlägt. In der Volksrepublik China wurde der Begriff der »Fünf Giftigen« politisch umgemünzt in: Bestechung, Steuerhinterziehung, Veruntreuung von Staatseigentum, Pfuscharbeit und Wirtschaftsspionage. Gegen diese Übel ist allerdings kaum ein Kraut gewachsen, und auch Zhongkui dürfte sich hieran die Zähne ausbeißen.

In diese Periode fällt das drittwichtigste Fest des chinesischen Jahreskreises, das Drachenbootfest *(duanwujie).* Im Altertum nahmen die Menschen den Tag zum Anlass, um sich zur Abwehr von Krankheiten in einem Kräutersud zu baden. Nachdem der

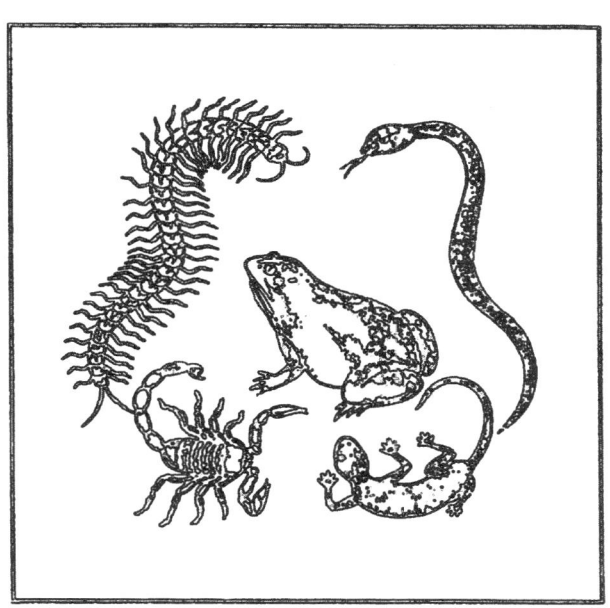

patriotische Dichter und Staatsmann Qu Yuan sich 278 v. Chr. an
eben diesem Tag ertränkte, veränderte das Fest seinen Charakter.
Man warf seither in Schilfblätter gewickelten süßen Klebreis ins
Wasser. Diese nahrhaften Päckchen, *zongzi* genannt, sollten die
Fische vom Leichnam des Dichters abhalten. Außerdem soll den
Menschen bei der Suche nach dessen Leiche ein rasch schwim-
mender Drache erschienen sein, auf den die Tradition der Boots-
rennen zurückgeht. Diese Wettkämpfe werden auch heute noch
in Südchina und an vielen Orten Südostasiens an diesem Tag aus-
getragen. Die *zongzi* gibt es mittlerweile ganzjährig fertig im Su-
permarkt zu kaufen, man muss sie nur im Dämpfer erhitzen.

Verhalten im Alltag

Ein chinesisches Sprichwort sagt: Bevor die *zongzi* nicht gegessen sind, soll man seine alte Jacke nicht verschenken. Obwohl die Temperaturen mittlerweile auch im Norden angestiegen sind, ist Vorsicht geboten. Vor allem in unseren Breiten neigen die Menschen dazu, bei der ersten Sommerhitze die Hüllen fallen zu lassen; nackter Bauch und Spaghettiträger bestimmen das Straßenbild. Dabei wäre es der Gesundheit viel förderlicher, sich in leichte Baumwollstoffe zu kleiden. Nachweislich bildet sich nämlich zwischen schwitzender Haut und Stoff eine kühlende Luftschicht.

Nun beginnt auch bei uns die Insektenplage in Form von Schnaken und Stechmücken. Chinesische Ratgeber empfehlen hier das Tragen heller Kleidung, den Genuss von Knoblauch und die Einnahme von Vitamin B kurz vor dem Schlafengehen. Auch eine orangerote Lichtquelle im Schlafzimmer soll sie abschrecken.

Wie oben beschrieben, haben Heilbäder in China eine lange Tradition. Ihre Zutaten wechseln je nach Jahreszeit und Symptomatik. Hier einige leicht nachvollziehbare Beispiele:

Pfirsichblätterbad gegen Ekzem und Hitzepickel
Zunächst aus getrockneten Pfirsichblättern einen Sud herstellen, indem man sie mit ausreichend Wasser auf dem Herd auskocht. Diesen Sud dann dem Badewasser zusetzen.

Beifußbad gegen Schmerzen im Lendenbereich
Frischen Beifuß einen Tag lang in der Sonne trocknen und mit ausreichend Wasser ein Konzentrat herstellen, das man dem Badewasser zusetzt. Man muss dieses wohlriechende Bad mehrmals hintereinander durchführen, um die Beschwerden zu lindern. Außerdem hat es eine erfrischende, aufmunternde Wirkung.

Aloe-Vera-Bad gegen Schlaflosigkeit und Verstopfung

Frische Aloe-Vera-Blätter schälen und zerkleinern. Alles in einen Mullbeutel füllen und ihn ins Badewasser legen. Regt den Kreislauf an und hilft außerdem bei Hämorrhoiden.

Übungen

☽ Vorstellungsübung zum Austreiben von schlechtem Qi

In der üblichen Grundstellung, also schulterbreit, entspannt, mit hängenden Armen und den Fingerspitzen auf dem »Windmarkt« stehen. In der Vorstellung ist der Scheitelpunkt am Himmel aufgehängt. Die Zungenspitze liegt am oberen Gaumen. Man hebt den Beckenboden an und vertreibt alle störenden Gedanken.

Jetzt die Augen leicht schließen oder blicklos geradeaus schauen. Die Knie werden »entriegelt«, das heißt, sie sind leicht gebeugt. Sanft und gleichmäßig atmen. Beim Ausatmen stellt man sich vor, dass die 84000 Poren des Körpers sich öffnen. Durch sie kann das schlechte und krankhafte Qi austreten. In der Vorstellung atmen sämtliche Poren das kosmische Qi ein. Im Gleichklang mit der Atmung nehmen auch die Organe dieses Qi auf. Täglich 20 Minuten üben.

Diese Übung dient der allgemeinen Gesundheitspflege und Lebenserhaltung.

Ernährung

Im Frühsommer steht uns der Sinn besonders nach frischem Obst. Man sollte beim Verzehr allerdings auf die thermische Qualität der Früchte achten und berücksichtigen, ob sie dem eigenen Typ zuträglich sind.

Der Leere-Typ:
Solche Menschen frösteln leicht, sind blass und ihre Gliedmaßen fühlen sich selbst im Sommer kalt an. Sie verspüren selten Durst, meiden kalte Dinge und empfinden Klimaanlagen als unangenehm.

Dieser Menschentyp sollte vorzugsweise Früchte mit der thermischen Qualität heiß oder warm essen. Dazu gehören: Litschi, Kirschen, Aprikosen, Esskastanien, Walnüsse und Durian.

Der Fülle-Typ:
Diese Menschen haben einen sehr aktiven Stoffwechsel, ihnen ist immer warm, sie schwitzen viel und haben ein rotes Gesicht. Sie haben ständig Durst, lieben Kaltes, sind reizbar und leiden an Verstopfung. Solche Menschen sollten vorzugsweise »kalte« Früchte und Gemüse zu sich nehmen. Dazu gehören: Wassermelonen, Bananen, Mango, Tomate, Kaki, Wasserkastanien, Zuckermelone, Gurke, Spargel und die Pomelo.

Diese Charakterisierung kann nur eine grobe Orientierung sein. Nach der Klassifizierung der TCM werden die Menschen in acht Typen eingeteilt. Um herauszufinden, zu welchem Typ man gehört, ist eine ausführliche Anamnese bei einem TCM-Arzt erforderlich.

In China wird die Tomate vorzugsweise gekocht oder gebraten verzehrt, weil man erkannt hat, dass das darin enthaltene Lykopin erst durch Erhitzen »aufgeschlossen« wird. Dieser Stoff gehört zur Gruppe der Karotinoide, der für die rote Farbe des Fruchtgemüses mitverantwortlich ist. Lykopin besitzt antikanzerogene und antioxidative Eigenschaften und ist deshalb für den Menschen von besonderer Bedeutung. Die Zubereitung beeinflusst die Verfügbarkeit des Lykopins, die durch Zerkleinern und schonendes Erhitzen gesteigert wird.

Hier ein leichtes, in China sehr beliebtes Sommerrezept, das sich rasch zubereiten lässt:

☜ Rührei mit Tomate

300 g Tomaten
3 Eier
Salz
Speiseöl
Einige Tropfen Sesamöl
1 TL fein gehackter Ingwer
1 Frühlingszwiebel in feinen Streifen

Die Eier in einer Schale mit dem Salz verrühren. Die Tomaten achteln und den Stilansatz entfernen. Das Speiseöl in Pfanne oder Wok erhitzen, die Eier hineingießen und kurz garen, sodass ein Eierkuchen entsteht. Diesen mit der Backschaufel wenden und anschließend zerstechen, dann auf einem Teller beiseitestellen. Nochmals etwas Öl in die Pfanne geben und darin die Tomatenstücke mit dem Ingwer und dem weißen Teil der Frühlingszwiebel kurz braten. Dann Eier und Grün der Frühlingszwiebel zugeben und kurz Pfannenrühren. Nach Belieben mit Salz abschmecken und mit Sesamöl beträufeln.

Diese Heilspeise regt den Speichelfluss an, lindert den Durst, nährt das Herz und beruhigt den Geist.

☜ Hühnerbruststreifen mit Sprossen und Bocksdornbeeren

200 g Hühnerbrust
300 g Mungobohnensprossen
20 g Bocksdornbeeren (getrocknet im Chinaladen erhältlich)
1 TL Salz
1 TL Sesamöl
1 EL heller Reisessig
1 TL gehackte Frühlingszwiebeln
Speiseöl
1 El Speisestärke
1 Eiweiß

Die Hühnerbrust in feine Streifen schneiden. Die Bocksdornbeeren hat man zuvor in etwas warmem Wasser eingeweicht. Die Sprossen waschen und abtropfen lassen. Die Hühnerstreifen mit dem Eiweiß und der Speisestärke vermengen. Öl in Pfanne oder Wok erhitzen, das Hühnerfleisch darin kurz anbraten und herausnehmen. Das Öl erneut erhitzen, um die Frühlingszwiebeln anzubraten, Sprossen und Bocksdornbeeren hinzufügen, pfannenrühren, salzen und den Essig darüberträufeln. Mit einigen Tropfen Sesamöl abschmecken und auf einer Platte anrichten.

Pomelo – die große Schwester der Pampelmuse

Inzwischen sind diese gewaltigen Früchte auch bei uns nahezu ganzjährig erhältlich. Lassen Sie sich von der grünlichen Farbe nicht abschrecken, das Fruchtfleisch ist dennoch süß und kann, hat man sich erst einmal durch die dicke aromatische Schale gekämpft, leicht von den harten inneren Trennwänden, die man nicht mitisst, geschält werden.

Dieses Fruchtfleisch ist reich an Vitamin C, Karotin, den Vitaminen B_1 und B_2, Kalzium, Phosphor und Eisen. Im frischen Saft der Pomelo ist ein dem Insulin ähnlicher Stoff enthalten, der den Blutzucker senkt.

Die Früchte fördern außerdem die Verdauung, stärken den Magen und helfen bei Verstopfung. Ihre schleimlösenden Eigenschaften machten sie zu einem probaten Mittel bei chronischem Husten und Bronchitis.

Darüber hinaus ist die Pomelo ein Wundermittel gegen Kater. Ihre Wirkstoffe beschleunigen den Abbau des Alkohols im Körper, vertreiben den schlechten Geschmack im Mund und die Alkoholfahne.

Wer das Glück hat, eine unbehandelte Frucht zu bekommen, sollte unbedingt auch die Schale verwerten, zum Beispiel zu einem erfrischenden Aromabad. Setzen Sie Ihrem Badewasser einfach eine Handvoll Pomeloschalen zu und genießen sie in der Wanne den entspannenden Duft ihrer ätherischen Öle.

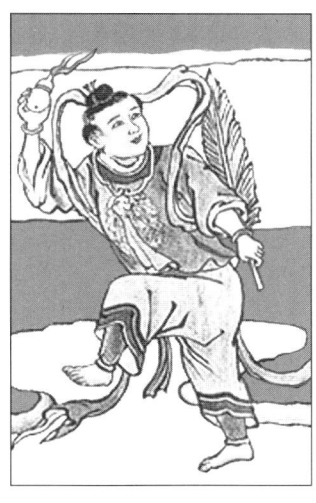

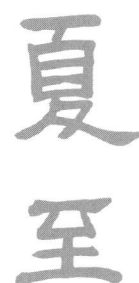

Der Patron dieses Jahresabschnitts ist ein fröhlich tanzender kleiner Junge. Wegen der beginnenden Hitze trägt er einen Feuer speienden Flaschenkürbis und einen Bananenblattfächer.

10. Jahresabschnitt XIAZHI
Sommersonnenwende 21./22. Juni

Zu XIAZHI fällt das Gehen schwer.
Man möchte an der Hand genommen werden,
am liebsten gezogen oder besser noch geschoben.

Die Sommer- bzw. Wintersonnenwende sind die beiden Daten im Jahreslauf, die von den Menschen als Erste bewusst beobachtet wurden. Bei der Sommersonnenwende steht die Sonne in einem Winkel von 90 Grad zum Nördlichen Wendekreis, das bedeutet, dass auf der nördlichen Halbkugel der Tag am längsten und die Nacht am kürzesten ist.

Dieser Tag war auch der erste »Feier«-Tag der Chinesen. Der Kaiserhof samt Hofstaat machte, um der Hitze zu entgehen, drei Tage Pause, die Beamten durften zu ihren Familien zurückkehren. Auch die einfache Bevölkerung legte die Arbeit nieder, die Märkte ruhten und selbst die Mönche gingen nicht zum Betteln. Nur die Bauern durften sich keine Ruhe gönnen.

Nun beginnt die heißeste Zeit des Jahres und das Pflanzenwachstum erreicht seinen Höhepunkt. Dementsprechend steht das Yang auf seinem Scheitelpunkt, aber unter dem alles beherrschenden Yang beginnt das Yin bereits wieder zu wachsen. Die Zikaden zirpen ihr Lied und steigern es an heißen Sommertagen zu ohrenbetäubendem Dröhnen.

Am Sonnwendtag wurden traditionellerweise Chrysanthemenblätter verbrannt, deren Asche als Dünger und Schädlingsbekämpfungsmittel genutzt wurde. Man hängte bunte Seidenfäden ans Tor, um damit hitzebedingte Epidemien abzuwehren. Dieser Brauch hatte sich über die Jahrhunderte verloren. Als dann die SARS-Epidemie in ebenjenem Jahresabschnitt über China hereinbrach, führten traditionsbewusste Menschen dies auf die Vernachlässigung der Regeln für dieses *jieqi* zurück.

Da im Norden um diese Zeit der erste Weizen bereits eingebracht ist, bringt man aus Freude und Dankbarkeit den Ahnen im Tempel ein Opfer dar, bestehend aus Fladen, die aus dem Mehl der neuen Ernte gebacken werden. Auf diese Tradition geht wohl auch der Brauch zurück, an jenem Tag ein Nudelgericht zu essen.

Verhalten im Alltag

»Eis und Schnee im Herzen«

Bevor Klimaanlagen die Menschen vor der ärgsten Sommerhitze schützten, empfahl ein chinesischer Heilklassiker bereits die »innere Klimaanlage«, eine Vorstellungsübung, die gesteigerter Nervosität durch Hitze vorbeugen soll. Entweder imaginiert man sich durch innere Bilder in winterliche Landschaften oder man empfindet den Körperraum als kühle Höhle. Es ist jedem selbst überlassen, welche Vorstellung er den hohen Außentemperaturen entgegensetzen möchte. Probieren Sie es, Sie werden sehen, es funktioniert.

Rote Kleidung als natürlicher Lichtschutzfaktor
Bei starker Sonneneinstrahlung sollte man rote Kleidung tragen, da die Farbe Rot die längsten sichtbaren Lichtwellen hat und daher besonders viele UV-Strahlen absorbiert.

Lob der Achselhaare
Auch wenn unser westliches Modediktat vor allem Frauen das Entfernen der Achselhaare nahelegt, so haben sie doch ihre natürliche Funktion. Diese besteht zum einen im Schutz vor bakteriellen Infektionen. Außerdem schützt es die empfindlichen Hautpartien vor Entzündungen durch Reibung, weshalb man die dort wachsenden Haare nicht abrasieren sollte.

Sommerlicher Kopfschmerz und seine Ursachen
Im Hochsommer neigen manche Menschen vermehrt zu Kopfschmerzen, die unterschiedliche Ursachen haben können:

Starker Wasserverlust durch zu viel Schwitzen kann zu einer mangelhaften Durchblutung des Großhirns führen.

Zu wenig Schlaf, Appetitlosigkeit und zu niedriger Blutzucker führen zu einer Unterversorgung des Großhirns und damit zu Kopfschmerz.

Auch eiskalte Getränke können Ursache von Kopfschmerzen sein. Die Blutgefäße unterhalb der Schleimhäute von Mund und Magen reagieren auf die Berührung mit dem kalten Getränk mit einem Kälteschock und ziehen sich krampfartig zusammen. Die Blutgefäße im Gehirn ziehen sich ebenfalls reflexartig zusammen und unterbrechen so momentan den Blutfluss, was sich wiederum in Kopfschmerzen äußert.

Ausreichendes Trinken

Jeder weiß, dass man in der Sommerhitze viel trinken und damit den Wasserverlust durch das Schwitzen ausgleichen soll. Dies gilt umso mehr für Patienten mit Gefäßerkrankungen.

Auch Erkrankungen des urologischen Systems treten im Sommer gehäuft auf. Wegen des hohen Flüssigkeitsverlustes bilden sich im konzentrierten Urin leichter kristalline Ablagerungen oder Steine. Dies führt zu Stauungen, die bakterielle Infekte zur Folge haben können. Vor allem Frauen sind davon betroffen. Zur Vorbeugung sowie zur Therapie wird ausreichendes Trinken empfohlen.

Chinesen schwören dabei auf *bai kaishui*, also »schieres«, abgekochtes Wasser. Es müssen ja nicht immer Tees oder Säfte sein, die man zu sich nimmt und gegen die man auf die Dauer eventuell eine Aversion entwickelt. Außerdem haben diese Getränke, in größeren Mengen genossen, oft unerwünschte Wirkungen – sei es, dass sie zu sehr anregen, den Magen übersäuern oder zu viel Zucker und/oder Kohlensäure enthalten. Mit dem abgekochten Wasser, das idealerweise zwischen 22 und 25 Grad Celsius haben soll, kann man seinen Flüssigkeitsbedarf auf einfache, preiswerte Weise decken.

Winterkrankheiten im Sommer ausheilen

Jetzt hat man die Chance, hartnäckige oder gar schon chronische Leiden wie Bronchitis, andere Atemwegserkrankungen oder chronischen Durchfall loszuwerden. Wenn solche Erkrankungen durch die klimatischen Verhältnisse im Sommer häufig eine Besserung erfahren, sollte uns dies doch nicht darüber hinwegtäuschen, dass die Wurzel des Übels noch nicht behoben ist.

Die TCM handelt nach dem Motto, akute Erkrankungen zunächst einmal an der symptomatischen Oberfläche zu behandeln. Ist die akute Phase vorbei, kann man sich um die tieferen Ursachen kümmern. In diesem Sinne wirkt der Sommer wie ein natürliches Heilmittel, das die Symptome lindert. Man sollte dies jedoch unterstützen, indem man jetzt gegen chronische Leiden eine Kräuter- oder Akupunkturtherapie beginnt, eine Heildiät macht oder Qi Gong übt.

Übungen

Sommerzeit ist Reisezeit. Kommt der eigene Bio- und Verdauungsrhythmus durch Ortsveränderung oder Zeitverschiebung durcheinander, so können diese einfachen Übungen für unterwegs Abhilfe schaffen:

✍ Fingerübung bei Verstopfung

1. Locker schulterbreit dastehen, wobei die Fußspitzen leicht nach innen weisen.
Beide Arme mit den Handrücken nach oben vor dem Körper ausstrecken. Beide Mittelfinger nach unten drücken. Die weiteren Finger dürfen sich dabei nicht bewegen. Bei jedem Absenken der Mittelfinger leicht in die Knie gehen.
Frauen 36-mal
Männer 49-mal
Anschließend dieselbe Übung mit den kleinen Fingern und Ringfingern wiederholen.

2. Beide Hände wie gehabt ausstrecken und die kleinen Finger nach außen abspreizen. Dabei jeweils in die Knie gehen.
Frauen 36-mal
Männer 49-mal

3. Bei ausgestreckten Händen wie oben gleichzeitig den kleinen Finger, Ringfinger und Zeigefinger nach unten drücken. Nur Mittelfinger und Daumen bleiben in der Horizontalen. Dabei wieder in die Knie gehen.
Frauen 36-mal
Männer 49-mal

☝ Bauchmassage gegen Verstopfung

Entspannt auf dem Bett liegen, beide Beine leicht anwinkeln und die Bauchmuskeln entspannen. Jetzt eine Hand auf den Nabel legen, die andere obenauf. Mit den Fingern im Uhrzeigersinn kleine Kreise um den Nabel herum ausführen, dabei etwas mehr Druck ausüben, sobald die Finger den linken Unterbauch erreicht haben. Beim Drücken ausatmen, beim Loslassen einatmen. Nach ca. 5 Minuten die Hände wechseln und die Richtung ändern. Insgesamt 10 Minuten üben, dabei sollte die Blase leer und der Patient nicht zu satt oder zu hungrig sein.

☝ Bauchatmung bei Verstopfung

Im Liegen oder Stehen üben. Kräftig einatmen und in der Vorstellung die Lunge und den Bauchraum mit Luft füllen. Wenn man meint, es sei kein Platz mehr, soll man weiter einatmen, egal ob tatsächlich noch Luft aufgenommen werden kann. Dann 4 Sekunden lang den Atem anhalten. Dadurch entsteht ein Druck im Körper, der das Zwerchfell nach unten presst und damit die Darmtätigkeit anregt. Anschließend über 8 Sekunden die Luft langsam, aber kontinuierlich ausatmen. Diese Übung zweimal am Tag jeweils mehrfach wiederholen.

Übungen mit Qi-Gong-Kugeln

Das Üben mit den Qi-Gong-Kugeln ist der ideale Sommersport. Man kommt dabei nicht ins Schwitzen und kann ihn platzsparend in kühlen Räumen, ja sogar beim Fernsehen üben.

Das Drehen der Kugeln harmonisiert Blut- und Qi-Kreislauf, es stärkt die Knochen und lockert die Sehnen. Auf den Händen befinden sich viele Reizpunkte, und an den Fingern enden und beginnen mehrere Meridiane. Durch das Bewegen der Kugeln werden Reizpunkte und Meridiane aktiviert. Über das Netz dieser Leitbahnen kann der gesetzte Impuls die Organe und das Gehirn erreichen. Durch den Reibungskontakt zwischen Hautoberfläche und der Kugel, die klassischerweise aus Eisen hergestellt wird, entsteht statische Elektrizität und es kommt zu Wärmeentwicklung. Dadurch wird der Blutkreislauf angeregt.

Regelmäßiges Üben wirkt sich positiv auf Nackenverspannungen und Beschwerden an Halswirbelsäule und Schultergelenken aus. Auch bei Erkrankungen der Herzkranzgefässe (vgl. Kapitel 17) oder Störungen der Fingermotorik bringen die Kugeln Erleichterung. Selbst bei halbseitigen Lähmungen sind solche Übungen eine sinnvolle Therapieergänzung.

Es gibt die folgenden sechs Übungsarten, die aber zum Teil große Geschicklichkeit erfordern. Arbeiten Sie sich langsam vor!

1.) Beide Kugeln in einer Hand zunächst im Uhrzeigersinn, dann gegenläufig umeinander kreisen lassen. Die Bewegung sollte fließend ausgeführt werden, damit die Kugeln nicht aneinanderstoßen, sondern sich sanft aneinander reiben.

2.) Fortgeschrittene lassen die Kugeln ebenso kreisen, nur dass sie sich diesmal gar nicht berühren sollen. Man muss dazu die Finger stärker spreizen und sollte am Anfang kleine Kugeln verwenden. Ein geübter Kugeldreher schafft 150 bis 200 Umdrehungen pro Minute.

3.) Wen jetzt der Ehrgeiz gepackt hat, der kann ein weiteres Kugelpaar hinzunehmen und Übung 1 beidhändig ausführen. Eine echte Herausforderung für Gehirn und Handmuskulatur.

4.) Steigern lässt sich das noch, indem man versucht, nun beidhändig auch Übung 2 auszuführen.

5.) Man kann mit Qi-Gong-Kugeln auch massieren. Dies geschieht durch einfaches Drücken, Kreisen oder Klopfen der betroffenen Körperstellen. Eine solche Massage wirkt schmerzlindernd vor allem bei Muskelverspannungen im Hals- und Nackenbereich.

6.) Eine Kugel fest in die Handfläche oder den so genannten Tigerrachen zwischen Daumen und Zeigefinger pressen und immer wieder fest zudrücken, bis die Hände warm werden und die Muskeln ermüden. Mit etwas Geschick kann diese Übung auch beidhändig ausgeführt werden. Regelmäßiges Üben stärkt die Kraft der Finger, des Handgelenks und der Arme.

Ernährung

☞ Sommergemüse mit Sesam

1 kleine Aubergine
1 Zucchini
1 rote und eine grüne Paprikaschote
1 Karotte
1 TL fein gehackter Knoblauch
1 TL helle Sesamkörner
1 TL Salz
1 EL Sesampaste, ersatzweise auch Erdnussbutter
3 EL Speiseöl
2 TL Sesamöl
1 Frühlingszwiebel

Die Karotte schälen, Aubergine und Zucchini waschen und alles in 8 cm lange und 1 cm breite Streifen schneiden. Die Paprikaschoten halbieren, entkernen und in ebensolche Streifen schneiden. Die Frühlingszwiebel waschen und in feine Ringe schneiden.

Den Sesam in trockener Pfanne vorsichtig anrösten, bis er zu duften beginnt. Die Sesampaste oder Erdnussbutter mit etwas warmem Wasser und Salz zu einer dickflüssigen Soße verrühren. Das Speiseöl in Pfanne oder Wok erhitzen und das Gemüse portionsweise anbraten und pfannenrühren, bis es gar ist. Auf einer Platte anrichten. Sesamsoße, Sesamöl, Zwiebelringe und gehackten Knoblauch über das warme Gemüse geben. Vor dem Servieren mit Sesam bestreuen.

Ein typisches chinesisches Sommergemüse ist der Amaranth. Bei uns ist inzwischen die Nähr- und Heilkraft der winzigen Samenkugeln bekannt und geschätzt, und er darf im Müsli nicht fehlen. Leider noch unbekannt ist sein grünes, oft dunkelrot geädertes Blattwerk. Man kann es entweder selber ziehen oder in der Frischgemüse-Abteilung der Chinaläden danach fragen.

Der Amaranth ist leicht kühlend, treibt Hitze aus und entgiftet. Er wirkt harnbildend, treibt Feuchtigkeit aus und ist verdauungsfördernd. Die Pflanze ist faserreich, enthält viel Kalzium, Phosphor, Eisen, Vitamin C sowie Karotin. Diese Eigenschaften machen ihn zum idealen Sommergemüse. Leute mit schwacher Milz, Durchfallpatienten und Schwangere sollten allerdings davon Abstand nehmen.

👈 Amaranthgemüse mit Knoblauch

250 g frisches Amaranthgemüse
3 TL fein gehackter Knoblauch
3 EL Speiseöl
Salz

Das Blattgemüse gut waschen, die harten Enden der Stiele entfernen und alles in ca. 3 cm lange Stücke schneiden. Den Knoblauch hacken, das Öl in Pfanne oder Wok erhitzen und das Gemüse darin kurz anbraten, eventuell einige Tropfen Wasser zugeben und pfannenrühren, bis auch die Stängel weich sind. Mit Salz und Knoblauch würzen.

Dieses Gericht wird vor allem empfohlen bei den im Sommer besonders häufigen Harnwegserkrankungen; es hemmt das Bakterienwachstum. Auch für ältere Leute mit schwerem Stuhlgang ist es angeraten.

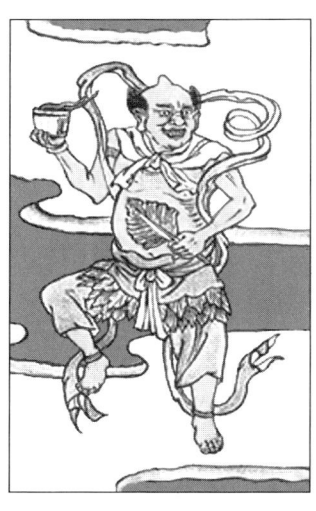

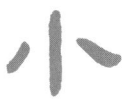

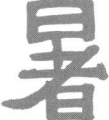

Der Patron dieses Jahresabschnitts ist ein kleiner Teufel im Blätterrock. Er trägt eine Feuerschale und den obligatorischen Bananenblattfächer; die Hitze nimmt zu.

11. Jahresabschnitt XIAOSHU
Kleine Hitze 7./8. Juli

Dieser Jahresabschnitt ist in China der regenreichste des gesamten Jahres. Deshalb reimt der Volksmund: Kleine Hitze, kleine Hitze, Mäuschen ersäuft in der Ackerritze.

Selbst den Grillen wird es jetzt draußen zu heiß und sie fliehen unter schattige Mauervorsprünge. Die Adler kreisen in großer Höhe, da sie die kühleren Luftschichten suchen. Auch das Kaiserhaus zog sich in die höher gelegenen Sommerresidenzen zurück, den Sommerpalast Yiheyuan, den alten Sommerpalast Yuanmingyuan und das Jagdschloss der Qing-Kaiser in Chengde (Jehol/Provinz Hebei).

In diesen Abschnitt fällt auch der Beginn des 6. Mondmonats, an dessen ersten 5 Tagen die verheirateten Töchter, die ja in der Regel im Haushalt des Mannes lebten, in ihr Elternhaus zurückkehren durften. Dort trafen sie ihre Angehörigen, wurden mit gutem Essen verwöhnt und am 6. Tag wieder ins Haus ihres Gatten zurückgebracht. Da mussten sie wieder zu Hause sein, weil große Wäsche und allgemeines Lüften angesagt war.

Am 6. Tag des Mondmonats hat nämlich die Sonne Geburtstag, weshalb mit schönem Wetter zu rechnen ist. Dieses wurde genutzt, um Gewänder, Bücher, Kissen und Decken zu lüften und in die Sonne zu legen. In den Klöstern wurden auch Sutren und Bildrollen im Freien ausgebreitet. Angeblich hat die Sonne an diesem Tag eine besondere Kraft, die Schädlinge und Schimmel auf Dauer vertreiben kann.

Der Drang zum Großreinemachen erfasste Mensch und Tier. Frauen wuschen sich die Haare mit Hibiskusblättern, und wenn man an diesem Tag seine Hunde und Katzen wusch, so blieben sie angeblich das ganze Jahr über sauber, stubenrein und frei von Ungeziefer.

Verhalten im Alltag

Mit zunehmender Hitze sollte man seine Emotionen im Zaum halten. Weder Ärger noch Freude dürfen allzu überschwänglich sein. In den Klassikern heißt es: »Wer Freude und Zorn jetzt nicht mäßigt, schädigt seine Organe.« Vor allem das Herz reagiert unmittelbar auf ein Übermaß an Freude und kann Schaden nehmen. Tatsächlich hat die moderne Statistik für die heißen Sommermonate eine höhere Sterberate festgestellt. Man sollte sich daher schonen; vor allem Menschen mit Herzschwäche müssen sich in Acht nehmen.

Man sollte der Versuchung widerstehen, eiskalte Getränke oder Speisen zu sich zu nehmen. Auch die Zuflucht in klimatisierte Räume ist nicht unproblematisch. In zu sehr gekühlten Räumen droht auch im Hochsommer Erkältungsgefahr. Der Luftaustausch ist nicht mehr gewährleistet, und der Körper verlernt, sich rasch an die umgebende Temperatur anzupassen. In China spricht man sogar schon von einer »Aircon-Krankheit«. Sie äußert sich in Müdigkeit, Kopfschmerzen, Schwindel, trockener Kehle und erhöhtem Blutdruck. Außerdem sind Klimaanlagen bekanntermaßen eine Brutstätte und Verteiler von Bakterien. Wer den Aufenthalt in unterkühlten öffentlichen Räumen nicht vermeiden kann, sollte wenigstens immer einen Schal oder eine Jacke dabeihaben und zwischendurch regelmäßig ins Freie gehen oder lüften.

Selbst der gute alte Ventilator hat seine Tücken. Man sollte sich, auch wenn es verlockend ist, nie unmittelbar in seinen kühlenden Luftzug begeben. Bei Alten und Kleinkindern sollte ganz auf seinen Einsatz verzichtet werden. Angenehmer, handlicher und in jedem Fall eleganter ist da der gute alte Fächer, der in China durch Malerei und Kalligrafie geradezu zur Kunstform erhoben wurde. Noch heute sieht man in China Eltern, wie sie ihre Kleinkinder mit einem Fächer in den Schlaf fächeln. Legt man ein Kind in einem klimatisierten Raum schlafen, sollte man ihm unbedingt ein Handtuch oder eine Decke über die Leibesmitte breiten.

Übungen

✧ Schlaflosigkeit bei großer Hitze

Entspannt und bequem auf dem Rücken oder auf der Seite liegen und die Augen locker schließen. Sich ein paar Minuten lang sammeln und dann die Aufmerksamkeit auf den Scheitelpunkt richten, von dort wandert die Aufmerksamkeit zu den Vertiefungen auf der Schultermitte (Schulterbrunnen), dann auf das Brustbein und weiter nach unten Richtung Nabel und schließlich zum Dammpunkt zwischen den Beinen. Dann wandert die Aufmerksamkeit an den Schenkelinnenseiten Richtung Knie und weiter abwärts bis zu einem Punkt unterhalb des inneren Fußknöchels und gelangt schließlich zu den »Sprudelnden Quellen« in der Vertiefung unter dem Fußballen. Dann werden der Reihe nach die Zehen, ausgehend von der Großzehe, besucht. Danach kehrt man zu den »Sprudelnden Quellen« zurück und stellt sich dabei vor, dass man mit den Füßen im Wasser steht. Unterhalb des äußeren Fußknöchels beginnend begeben sich die Gedanken entlang des Außenbeins wieder nach oben über Knie und äußeren Oberschenkel bis zum »Windmarkt« (der Punkt, den die Spitze des Mittelfingers berührt, wenn der Arm locker hängt) und weiter zum Hüftgelenk. Dann sind wir wieder am Dammpunkt angelangt. Von dort steigen wir entlang des Steißbeins bis zum »Lebenstor« (Punkt gegenüber dem Nabel), wandern auf die Vorderseite und entlang des Innenbeins wie gehabt wieder zu den »Sprudelnden

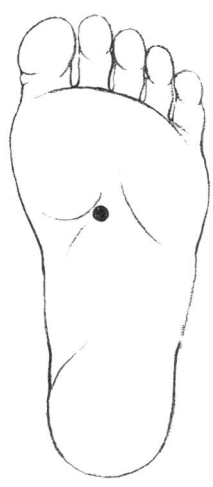

Quellen«, die noch immer im Wasser stehen. Damit ist der einschläfernde Rundgang beendet.

Chinesische Medizinbücher behaupten, dass selbst Menschen, die unter schwerer Schlaflosigkeit leiden, spätestens nach der dritten Runde eingeschlafen sind. Wer Glück hat, findet einen geduldigen Partner, der ihm die Wegbeschreibung leise vorspricht. An allen Punkten sollten die Gedanken jeweils kurz verharren.

Ernährung

Sommerfrucht Wassermelone

Jetzt ist die Hochsaison der Wassermelone. Diese erfrischende Frucht wird bei uns nur für ihr süßes rotes Fruchtfleisch geschätzt. In China verwertet man auch das hellgrüne knackige Fleisch zwischen »dem grünen Kleid der Melone« (*xigua cuiyi*) und dem roten Fruchtfleisch.

Die Melone hat die thermische Qualität kalt, ihre Innenschale ist kühl, sie vertreibt Hitze und Nervosität, wirkt speichelbildend, durstlöschend und harntreibend. Sie wirkt lindernd bei Halsschmerzen und trockener

Kehle, erleichtert sommerliche Schwere im Kopf und Beklommenheit in der Brust. Außerdem hilft sie bei verminderter und dunkler Harnausscheidung. Die moderne medizinische Forschung hat darüber hinaus entdeckt, dass Wassermelonen eine blutdrucksenkende sowie infektionshemmende Wirkung haben. Vor allem bei Nierenentzündungen ist sie daher zu empfehlen.

Vorbereitung: Die Melone achteln, das rote Fruchtfleisch herauslösen und von den übrig bleibenden Stücken großzügig die harte dunkelgrüne Außenschale entfernen. Auch die unmittelbar dahinter liegenden Teile können ziemlich hart sein. Das hellgrüne Melonenfleisch dann in feine Streifen schneiden, salzen und eine Zeit lang beiseitestellen. Die sich bildende Flüssigkeit abgießen und die Streifen vor dem Braten noch einmal mit der Hand ausdrücken.

☞ Sommersnack mit Gurke und grünem Melonenfleisch

1 große Gurke oder 2 kleine Gärtnergurken

gleich große Menge grünes ausgelöstes Melonenfleisch

einige große Salatblätter (Eisberg- oder Kopfsalat)

1 Becher Naturjoghurt

Salz

Zitronensaft

1 TL Honig

Die Gurken schälen, entkernen und in feine Streifen schneiden. Das Melonenfleisch von der harten Außenschale befreien und ebenfalls in sehr feine Streifen schneiden. Beides leicht salzen und einige Zeit stehen lassen. Die Flüssigkeit, die sich dabei gebildet hat, abgießen und das Gemüse mit Joghurt, Honig und etwas Zitronensaft vermengen.

Bei Tisch jeweils eine Portion dieser Mischung in ein gewaschenes Salatblatt wickeln und essen.

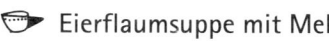 Eierflaumsuppe mit Melonen

200 g hellgrünes Melonenfleisch
2 Eier
1 Tomate
Salz
1 El Frühlingszwiebeln, fein gehackt
Sesamöl
Gemüsebrühe nach Belieben

Die Melone entsprechend vorbereiten und das Fleisch in feine Streifen schneiden. Die Tomate waschen und achteln. Die Eier verquirlen. Ausreichend Wasser in einem Topf erhitzen und eventuell mit etwas Gemüsebrühe würzen. Die Melonenstreifen und die Tomaten hinzugeben und weich kochen. Dann langsam das verquirlte Ei in die Suppe tropfen lassen, wobei das Wasser nur noch leicht köcheln soll. Mit Frühlingszwiebeln und Salz würzen und vor dem Servieren einige Tropfen Sesamöl darüber träufeln.

Wassermelonenfleisch mit Schweinefilet

250 g hellgrünes Melonenfleisch
250 g Schweinefilet
1 Eiweiß
Salz
2 EL Kochwein oder Sherry
2 TL Speisestärke
Speiseöl
Gemüse- oder Geflügelbrühe

Das Melonenfleisch in Streifen schneiden, salzen und beiseitestellen. Das Schweinefilet in feine Streifen schneiden und die Streifen in einer Schale mit Salz, dem Eiweiß, Kochwein und 1 TL Stärkemehl marinieren. Öl in einer Pfanne oder dem Wok erhitzen, die Fleischstreifen darin unter Pfannenrühren anbraten, bis das Fleisch hell geworden ist, dann herausnehmen. Etwas Öl in der Pfanne lassen, mit einer halben Tasse klarer Gemüse- oder Geflügelbrühe aufgießen und kurz aufkochen, damit sich der Bratensatz löst. Darin die Melonenstreifen weich kochen und zusammen mit dem Fleisch noch einmal kurz pfannenrühren. Mit dem restlichen, in etwas kaltem Wasser angerührten Stärkemehl wird die Soße angedickt.

☛ Melonenfleischscheiben mit roter Paprika

200 g hellgrünes Melonenfleisch
1 rote Paprikaschote
Salz
helle Sojasoße
Zucker
1 TL gehackten Knoblauch
getrocknete Chilischoten
Speiseöl

Das Melonenfleisch wie oben beschrieben vorbereiten, in feine Streifen schneiden und gesalzen etwas stehen lassen, die Paprikaschote ebenfalls in Streifen schneiden. Reichlich Speiseöl in einer Pfanne oder im Wok erhitzen, die ganzen Chilischoten im Öl rösten, bis sie duften, dann die Melonenstreifen dazugeben und anbraten. Sollten sie nicht weich werden, so gießt man 1 bis 2 EL Wasser zu und schließt kurz den Deckel. Dann die Paprikascheiben hinzugeben und noch einmal pfannenrühren. Mit Sojasoße und Zucker abschmecken und den Knoblauch untermischen. Da die Melonenstreifen schon gesalzen sind, sollte man hier mit Salz vorsichtig sein. Heiß servieren.

Dieses Gericht regt an heißen Sommertagen den Appetit an.

Schönheitsmaske mit Melonenschale

Die jadegrüne Innenschale der Melone eignet sich auch gut als feuchtigkeitsspendende Maske. Mit einem großen Stück dieser Schale zweimal täglich vorsichtig das Gesicht abreiben.

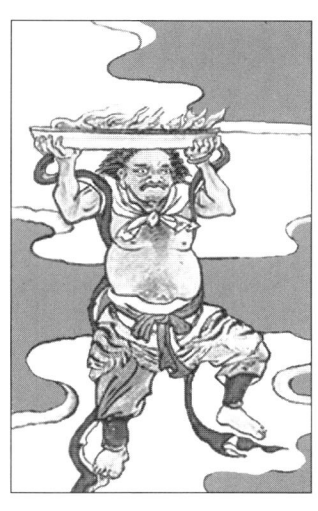

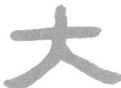

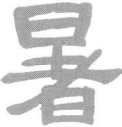

Der Patron dieses Jahresabschnitts ist ein großer Teufel mit nacktem Bauch und Tigerfellrock. Er balanciert ein großes Feuerbecken, das die große Hitze symbolisiert.

12. Jahresabschnitt DASHU
Große Hitze 22./23. Juli

Ist es an DASHU nicht richtig heiß,
straft uns der Winter mit Schnee und Eis.

DASHU ist, wie der Name sagt, der heißeste Abschnitt im gesamten Jahreslauf. Im Süden Chinas ist dies gleichzeitig die Zeit großer Niederschläge. Das feuchtheiße Klima bringt die Glühwürmchen zum Schlüpfen, von denen man in China lange glaubte, sie entwickelten sich aus faulendem Gras, wo dieses doch lediglich als ideale Umgebung für die Eiablage dient.

In diese heiße Phase fällt logischerweise der Geburtstag des Feuergottes, auch Herdgott genannt, am 23. Tag des 6. Mondmonats. Dies ist auch der Grund, weshalb der Patron dieses Abschnitts mit einem Feuerbecken dargestellt wird. Dem Feuergott werden frische Blumen, Früchte und vegetarische Speisen geopfert. Als Gegengabe durften sich die Gläubigen aus dem großen Wassereimer, der am Altar bereitsteht, Wasser mit nach Hause nehmen, das sie in alle Zimmerecken spritzen, um das Haus vor Feuer zu schützen.

Verhalten im Alltag

Hitzschlag

Auch wenn es in unseren Breiten nur selten so heiß ist, dass die Gefahr eines Hitzschlages besteht, so reisen doch viele Menschen im Sommer in wärmere Klimazonen, wo es sich vor solchen Zuständen zu schützen gilt. Die Ausgleichsmechanismen des Körpers kommen durch die hohe Außentemperatur so durcheinander, dass im Körper ein Hitzestau entsteht und der Wasser-Salz-Haushalt aus dem Gleichgewicht gerät. Auf Fernreisen kommen außerdem häufig noch Schlafmangel, eine unregelmäßige Lebensweise, Erschöpfung, Schwäche oder übermäßiger Alkoholgenuss hinzu.

Erste Anzeichen eines Hitzschlags sind: starkes Schwitzen, roter Kopf, starkes Durstgefühl, Kraftlosigkeit, Schwindel und Herzrasen, Beklommenheit und Übelkeit bis hin zu Erbrechen.

In einem Notfall verhalte man sich folgendermaßen:

Den Patienten aus der Sonne an einen kühlen, luftigen Ort bringen, den Kopf leicht erhöht lagern und die Kleidung lockern. Dann sollten Kopf, Achselhöhlen und Leistenbeugen wenn möglich mit kalten Tüchern oder Eisbeuteln gekühlt werden.

Dem Patienten kühle, aber keine eiskalten salzhaltigen Getränke einflößen.

Bei Ohnmächtigen den Nothilfepunkt *renzhong* zwischen Nasenwurzel und Oberlippe fest mit dem Fingernagel drücken.

Die andere Seite der Hitze

Kälte bringt auch im Hochsommer nicht immer Erleichterung, sondern birgt auch Gefahren. Zu diesen zählt man in China: Zugluft, schockartiges kaltes Duschen oder Baden, das Trinken von eiskalten Getränken, wenn man verschwitzt ist, und zu kalt eingestellte Klimaanlagen – eine beliebte Untugend in Touristenhotels, Restaurants, Bussen und Taxis.

Die TCM subsummiert die daraus entstehenden Symptome ebenfalls unter »Hitzeschäden« (*shangshuzheng* oder Yin-Hitze). Da der Stoffwechsel bei heißem Wetter besonders aktiv ist und viel Energie verbraucht, kann das zu einer Schwächung der Immunabwehr führen. Ein Kälteschock führt unter Umständen dazu, dass sich Krankheitserreger einschleichen. Besonders die Atemwege und das Verdauungssystem sind betroffen. Bei anfälligen Personen können solche Zustände zu hartnäckigen, ja chronischen Erkrankungen führen.

Sommerschlaf

Beim Schlafen in der Hitze gibt es ebenfalls einiges zu beachten.

Auch bei großer Hitze für ausreichend Schlaf sorgen. Die Gefahr, zu lange aufzubleiben, ist im Sommer besonders groß. Man sollte aber dennoch bei beginnendem Müdigkeitsgefühl zu Bett gehen und nicht warten, bis der Körper übermüdet ist.

Unmittelbar vor dem Schlafengehen keinen Sport treiben oder den Stoffwechsel zu sehr anregen.

Beim Einschlafen sollen zuerst die Augen zur Ruhe kommen, und dann das Herz. Beim Aufwachen sollte es umgekehrt sein. Also keinen Blitzstart am Morgen, sondern lieber noch ein bisschen dösend im Bett verweilen.

Folgende Übungen sorgen für ein sanftes Erwachen:

Die Augen »bügeln«: Die Handflächen auf die geschlossenen Augenlider legen und dort eine Weile verharren; mehrmals wiederholen.

Zähneklappern: Einige Male hörbar die Zähne aufeinanderbeißen.

Die Himmelstrommel rühren: Die Handballen fest auf beide Ohren drücken, wobei die Finger zum Hinterkopf zeigen. Dann mit den Zeigefingern den *fengchi*-Punkt (Windteich; Endpunkt der Halsmuskelstränge) 18- bis 36-mal klopfen.

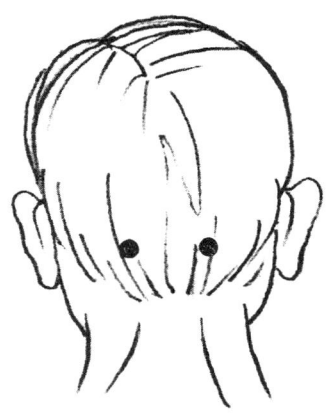

Übungen

In der Sommerhitze leidet das gesamte Verdauungssystem oft unter falscher oder unregelmäßiger Ernährung. Im Sommer essen wir erfahrungsgemäß zu viel Kaltes, zu viel Rohes oder eventuell auch bakteriell befallene Nahrungsmittel. Wer mit folgender Übung seinen Gallenfunktionskreis stärkt, kann solchen Effekten vorbeugen:

✍ Übung zur Stärkung des Gallenfunktionskreises

Schulterbreit entspannt dastehen, beide Arme hängen locker herab. Die Handflächen zeigen nach innen, wobei der Mittelfinger auf dem *fengshi*-Punkt zu liegen kommt. Der Kopf ist aufrecht und man meint, am Scheitelpunkt an einem Faden aufgehängt zu sein. Die Zunge berührt den oberen Gaumen. Man hebt den Beckenboder leicht an und vertreibt alle störenden Gedanken.

Nun die Handflächen gegeneinander reiben, bis sie heiß werden. Dann legt man die so erwärmten Hände auf Höhe des 10. und 11. Brustwirbels (oberhalb der Taille) beidseitig neben die Wirbelsäule (*danshu*; Einflusspunkte des Gallenfunktionskreises) und reibt dort auf und ab. Einmal auf und einmal ab bildet eine Einheit; 64-mal üben. Dabei die Zunge nach oben rollen und dort halten. Der Speichel, der sich dabei bildet, sollte nicht ausgespuckt, sondern mehrmals vorsätzlich geschluckt werden.

✍ Übung zur Milzstärkung

Entspannt schulterbreit dastehen und beide Hände mit ausgestreckten Armen auf Brusthöhe anheben. Die Handflächen zeigen nach unten, die Augen sind geschlossen. Durch die Nase langsam einatmen und dabei die rechte Hand über den Kopf heben, bis die Handfläche zum Himmel zeigt. Währenddessen senkt sich die linke Hand nach unten, wobei die Handfläche zum Boden zeigt. Die Rechte stützt den Himmel und die Linke drückt zum Boden, dabei wird durch den Mund deutlich hörbar ausgeatmet. Dann wechselt man die Seite und wiederholt die Übung 10 bis 15 Minuten lang.

Diese Übung stärkt nicht nur die Milz, sondern beseitigt auch Verdauungsstörungen, regt den Appetit an und vertreibt Müdigkeit.

Ernährung

Sommerfrucht Litschi

Im Hochsommer reift in Südchina die Litschi. Was eine reife Litschi bedeutet, kann nur ermessen, wer diese Früchte einmal frisch geerntet gekostet hat. Ihr himmlischer Duft und Geschmack, das ästhetische Farbenspiel zwischen Rot und Weiß und der Kontrast zwischen harter Schale und weichem Fruchtfleisch haben ganze Dichtergenerationen zu hymnischen Lobliedern inspiriert.

Auch ernährungsphysiologisch haben die dekorativen Früchte Lob verdient. Sie sind reich an Fruchtzucker, Zitronensäure, Pektin, Vitamin C sowie Kalzium, Phosphor und Eisen. Sie sind gut gegen Blutarmut, Herzflattern und Schlaflosigkeit, lindern den Durst und helfen bei asthmatischem Keuchen. In der TCM werden auch Schale, Kern und Wurzeln (des Baumes) medizinisch eingesetzt.

Weil diese Früchte thermisch zu den warmen Nahrungsmitteln zählen, sollte man nicht zu viele hintereinander essen. Nicht umsonst heißt es in Kanton: »Ein Strauß Litschi gleicht drei Feuerfackeln.« Dies kann nämlich im Sinne der TCM zu einem »Hitzestau« im Körper führen, was nach westlicher Theorie den körpereigenen Zuckerhaushalt nachhaltig durcheinanderbringen kann. In China ist dieses Phänomen auch als »Litschi-Krankheit« bekannt.

🥢 Kalter Auberginensalat

1 mittelgroße Aubergine
etwas Koriandergrün
1 EL fein gehackter Knoblauch
1–2 EL weißer Reisessig
1 gestr. TL Zucker
1 EL Sesamöl
1 EL helle Sojasoße
1 TL Szechuanpfeffer
Salz nach Belieben

Die Aubergine in Streifen schneiden, im Wasserbad dünsten, bis das Fruchtfleisch weich ist, dann abkühlen lassen. Den Szechuanpfeffer in Wok oder Pfanne trocken rösten, bis er duftet. In eine Schale geben, Sojasoße, Zucker, Essig, Salz, Sesamöl und Knoblauch dazugeben und zu einer Marinade verrühren. Auf die abgekühlten Auberginenstreifen geben, vermischen und mit dem gehackten Koriandergrün anrichten.

Treibt die Hitze aus, entwässert und wirkt harntreibend, stärkt Milz und Magen.

☞ Gemischtes Sommergemüse
1 halbes Stück Tofu (ca. 125 g)
50 g grüne Bohnen
15 g getrocknete Mu-er-Pilze
50 g Tomaten
Sesamöl
Speiseöl
gehackte Frühlingszwiebeln
Salz
10 Körner Szechuanpfeffer

Alle Zutaten in kleine Würfel schneiden und Tofu, Bohnen und Mu-er-Pilze nacheinander in etwas kochendem Wasser blanchieren, anschließend abtropfen lassen. Dann Speiseöl in Pfanne oder Wok erhitzen, zunächst den Szechuanpfeffer anrösten, bis er duftet, dann alle weiteren Zutaten, samt den Tomaten und Frühlingszwiebeln, noch einmal kurz pfannenrühren. Mit Salz und Sesamöl abschmecken.

Wer aus diätetischen Gründen nichts Gebratenes essen darf, kann die Zutaten auch nur blanchieren.

Fördert den Speichelfluss, stillt den Durst, stärkt die Milz, treibt Hitze aus, entgiftet und vertreibt Feuchtigkeit aus dem Körper. Dieses Rezept ist besonders für Diabetiker geeignet.

☕ Kühlende Sommergetränke

Gerstentee:

100 g Gerstenkörner werden in einer trockenen Pfanne unter ständigem Rühren vorsichtig angeröstet, bis sie duften. Mit 1 bis 1,5 l Wasser aufgießen, kurz aufkochen und kaltstellen.

Dies ist ein in China traditionell sehr beliebtes Sommergetränk, das erfrischend schmeckt und die Hitze aus dem Körper austreibt.

Ananassaft:

Ananassaft mit kaltem Wasser verdünnt wird als kühlendes Getränk, ja sogar als Arznei gegen Hitzschlag empfohlen.

Treibt Hitze aus, regt die Verdauung an, hilft bei Kater, senkt den Blutdruck und wirkt harntreibend.

Tomaten-Melonensaft:

Idealerweise entsaftet man hier 1 kg Tomaten zusammen mit dem Fleisch einer Wassermelone. Man kann sich aber auch mit fertigem Tomatensaft behelfen, den man mit dem Melonensaft mischt.

Hilft gegen Sommerhitze und Wärmestau im Körper.

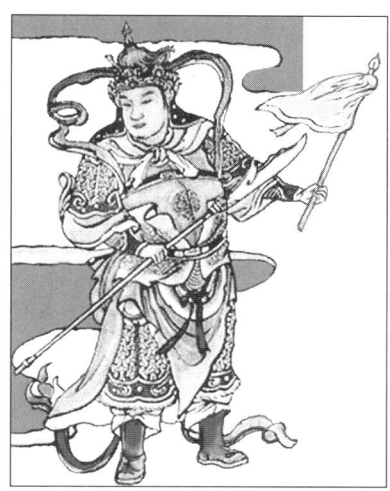

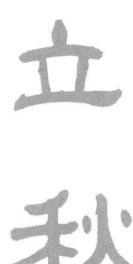

Der Patron dieses Jahresabschnitts ist ein Krieger in voller Rüstung, der den Herbst symbolisiert. Er trägt eine Hellebarde und die Flagge, die ihn bevollmächtigt, den Jahreszeitenwechsel vorzunehmen.

13. Jahresabschnitt LIQIU
Herbstanfang 7./8. August

Ist uns an LIQIU der Regen hold,
so liegt der Boden bald voller Gold.

Der Herbstanfang fällt in die Reifezeit des Getreides. Das Schriftzeichen *qiu* (Herbst) setzt sich aus den Bestandteilen Getreide und Feuer zusammen. Um diese Zeit kann es noch ziemlich heiß sein. Diese Hitzeperioden werden als »Herbsttiger« bezeichnet. Die unangenehme Schwüle des Sommers lässt nach, und die Herbstzikaden (*qiuchan*) fühlen bereits das wachsende Yin und zirpen in der ersten Vorahnung des kommenden Winters.

Der Herbst wurde im chinesischen Kaiserreich auch ganz offiziell begrüßt. Drei Tage vor LIQIU begann der Kaiser bereits zu fasten, um dann am Herbstanfang mit seinem Hofstaat nach Westen vor die Stadt zu ziehen, wo er an einem eigens errichteten Altar den Herbst willkommen hieß. In den Palast zurückgekehrt, musste er sein gesamtes Heer bewirten und beschenken.

Das Volk ging an diesem Tag auf die öffentliche Waage. Man hatte bereits zu Sommerbeginn sein Gewicht feststellen lassen und verglich nun, ob man zu- oder abgenommen hatte. Sollten Sie, liebe Leserinnen und Leser, feststellen müssen, dass auch Sie an unliebsamem Gewicht zugelegt haben, so finden Sie im Abschnitt Ernährung einige Heilgerichte zum Abnehmen.

Zu diesem Zeitpunkt halten sich Yin und Yang das Gleichgewicht, das Yang ist im Schwinden begriffen, das Yin steigt auf. Mit dem Aufsteigen des Yin beginnt die Zeit des Erntens und Sammelns. Die Natur trägt jetzt Früchte, sie begegnet dem Menschen ruhig und friedlich. Der Herbstwind weht kräftig und die Landschaft bekommt klare Farben und Konturen.

Die Lunge – das Organ des Herbstes

Der Herbst wird bestimmt von der Trockenheit, sein Element ist das Metall, sein Leitorgan die Lunge. Sie wird in der TCM mit Trauer und Kummer in Verbindung gebracht, da die Natur dem Winter entgegengeht. Manche Menschen sind jetzt besonders anfällig für herbstliche Melancholie. Dem sollte man aber nicht nachgeben, sondern sich bewusst den schönen Seiten dieser Jahreszeit zuwenden und nach Ruhe und Ausgeglichenheit streben. Geist und Qi sollten sich nach innen kehren. Der Herbst ist die Zeit der körperlichen und psychischen Schonung. Wer sich nicht an diese Regeln hält, schadet seinem Lungen-Qi, was im Winter zu Krankheiten führen kann. In dieser Jahreszeit sollte man früh aufstehen, aber auch früh zu Bett gehen.

Verhalten im Alltag

Da das Temperaturgefälle zwischen Tag und Nacht jetzt zunimmt, leiden viele Menschen unter trockenen Schleimhäuten, gesprungenen Lippen und trockener Haut. Bei manchen Menschen äußert sich die Trockenheit in hartnäckigem Reizhusten und ständigem Durstgefühl. Die TCM empfiehlt gegen das Übel der Trockenheit viel Wasser zu trinken und Heil- oder Nahrungsmittel zu sich zu nehmen, die das Yin nähren. Man soll viele Äpfel essen, die in unseren Breiten jetzt reifen, und grünes Blattgemüse wie Spinat oder Chinakohl auf den Speiseplan setzen. Beides unterstützt den Speichelfluss, nährt das Yin und benetzt die Lungen. Man bevorzugt in dieser Phase Nahrungsmittel mit hohem Flüssigkeitsgehalt, die viele wasserlösliche Vitamine, etwa Vitamin C und B, enthalten.

Eine Heilpflanze, die hier unterstützend wirkt, ist der amerikanische Ginseng (*xiyang shen, radix panscis quinquefolii*) – nicht zu verwechseln mit dem echten Ginseng (*renshen, radix ginseng*), der als Heilpflanze genau die gegenteilige Wirkung hat. Der amerikanische Ginseng heißt so, weil er ursprünglich aus Nordamerika stammt; seine thermische Qualität ist kühl. Weitere im Herbst empfohlene und in jeder TCM-Apotheke erhältliche Heilkräuter sind *maidong* (*radix ophiopogonis*), der Jadebambus *yuzhu* (*rhizoma poligonati odorati*; eine Pflanze aus der Familie der Salomonssiegel), *baihe* (Lilienknolle; *lilium*) und *shashen*, Wurzel der Becherglocke (*adenophora axilliphora*). Allerdings handelt es sich hier um wirksame Heilpflanzen, die nur unter ärztlicher Anleitung eingenommen werden sollten.

Mit scharfen, austrocknenden und heißen Gewürzen wie Lauch, Knoblauch, Chili und Zimt sollte man hingegen sparsam umgehen.

Gegen die erste Kühle sollte man nicht gleich mit dicken Pullovern und Jacken vorgehen, sondern lieber den Körper langsam an die Temperatur gewöhnen und sich ein wenig für den Winter abhärten.

Der Herbsthusten und seine Tücken

Die TCM unterscheidet »Wärme-Reizhusten« und »Kälte-Reizhusten«.

Der Wärme-Reizhusten äußert sich in schleimlosem, trockenem Husten, trockenen Nasen- und Mundschleimhäuten, trockener Kehle und heißen Hand- und Fußflächen. Ein solcher Husten wird mit kühlenden Heil- und Nahrungsmitteln behandelt, zum Beispiel mit einem

☞ Tee aus Chrysanthemenblüten und Maulbeerblättern

Zu gleichen Teilen getrocknete Chrysanthemenblüten aus dem Chinaladen oder der TCM-Apotheke, Maulbeerblätter, Minze und Süßholz mit kochendem Wasser übergießen, 5 Minuten ziehen lassen und abgeseiht als Tee trinken.

Der Tee klärt die Lunge und treibt Hitze aus.

Der Kälte-Reizhusten äußert sich neben schleimlosem Husten und trockenem Mund in verstopfter Nase, Schweißlosigkeit, Kälteempfindlichkeit, Kopfschmerzen und eventuell leicht erhöhter Temperatur. Ihn behandelt man mit wärmenden und schleimlösenden Mitteln wie Ingwer, Süßholz und getrockneten Mandarinenschalen.

☞ Sud aus Ingwer und Purpurner Perilla

10 g getrocknete Blätter der Purpurnen Perilla (*perilla fructescens*; Nanking Schwarznessel)

15 g frischen Ingwer

20 g brauner Zucker

Die Kräuter in einem halben Liter Wasser 5 Minuten aufkochen, abseihen, den Zucker einrühren und heiß trinken.

Auch empfehlenswert bei Erkältungen in der Schwangerschaft.

Gedämpfte Birne gegen Husten

Eine Birne schälen, das Kernhaus entfernen und in Viertel schneiden. Die Viertel in eine Schale geben und mit Kandiszucker oder Honig so lange dämpfen, bis sie weich sind. Zusammen mit dem ausgetretenen Saft heiß verzehren.

Rettichsaft gegen Husten

Einen rotschaligen Rettich bürsten, in dünne Scheiben schneiden und in eine Schale geben. Mit etwa 30 g Zucker bestreuen und vermischen. Dann ein paar Stunden stehen lassen und den Saft trinken. Wer mag, kann natürlich auch die Rettichscheiben essen.

Ernährung

Goldnadeln gegen Depression

Auch gegen herbstliche Depression kann man vorbeugen, und zwar mit den goldgelben getrockneten Lilienblüten (*jinzhen cai* oder *huanghua cai*). Diese schönen Blütenknospen der Taglilie (*hemerocallis*) haben es in sich. Sie sind fast ebenso eiweißhaltig wie Fleisch (14,1 g in 100 g Trockenmasse), haben viele Mineralstoffe und Vitamine (vor allem B_1 und B_2) und helfen bei depressiver Verstimmung, weshalb sie in China auch »Vergiss-den-Kummer-Gras« genannt werden.

Bei folgendem Gericht verbinden Sie Gaumenfreude mit Stimmungsaufhellung:

Lilienblüten mit Mu-er-Pilzen und Schweinefleisch

200 g mageres Schweinefleisch (Halsgrat oder Schnitzel,
  man kann auch Hühnerbrust oder Putenschnitzel verwenden)
1 Handvoll eingeweichte Mu-er-Pilze
25 g eingeweichte Lilienblüten (ausdrücken und das Wasser nicht
  wegschütten; eventuell harte Stiele entfernen)

3–4 Eier

2 EL helle Sojasoße

2 EL Reiswein oder Sherry

6 EL Speiseöl

Sesamöl

Salz

1 TL Maisstärke

1 Frühlingszwiebel (wie Schnittlauch geschnitten)

1 EL fein gehackter Ingwer

Das Schweinefleisch in 5 cm lange, schmale Streifen schneiden und mit je 1 EL Sojasoße, Reiswein und der Maisstärke kurz marinieren. Die Mu-er-Pilze zunächst waschen und einweichen (ca. 1/2 Std.), abgießen und die großen Stücke zerreißen. Die Eier in eine Schale geben und zusammen mit etwas Salz schlagen. Öl in einer Pfanne erhitzen, das Ei darin stocken, goldgelb werden lassen und mit der Backschaufel in kleine Stücke reißen. Dann aus der Pfanne nehmen und auf einem Teller bereitstellen. Nochmals Öl in die Pfanne geben, darin die Fleischscheiben kurz anbraten und wieder aus der Pfanne nehmen. In neuem Öl die Mu-er-Pilze kurz anbraten, bis sie knacken und hüpfen, dann die Lilienblüten dazugeben und mitbraten. Schließlich das Ei und die Fleischstreifen hinzufügen und mit Sojasoße, Reiswein, Salz und einer Prise Zucker würzen. Da das Gericht saftig sein soll, eventuell mit etwas Lilienwasser angießen. Vor dem Servieren mit Sesamöl beträufeln.

Die herbstliche Trockenheit strapaziert auch Haut und Haare und lässt sie spröde und trocken werden. Hier ein Vorschlag zur schmackhaften Schönheitspflege von innen:

☞ Maronen-Chinakohl-Suppe gegen trockene Haut

200 g geschälte und gegarte Maronen (Esskastanien)

200 g Chinakohl

Entenbrühe oder fertiger Geflügelfond (entsprechend verdünnt)

etwas Salz

Den Chinakohl waschen und die Blätter samt Rippen in 2 cm bre te Streifen schneiden, zusammen mit den gegarten Maronen in der heißen Entenbrühe garen, bis sie weich sind. Mit Salz würzen.

Maronen stärken Milz und Niere; der Chinakohl nährt das Yin und wirkt benetzend. Bei regelmäßiger Anwendung klärt und nährt dieses Gericht die Haut und hilft bei Pigmentflecken und dunklen Augenringen, die man in China Panda-Ringe nennt.

Übungen

Lungenmassage

Die Lunge als Organ des Herbstes muss in dieser Jahreszeit besonders gepflegt werden. Sie reguliert das Aufsteigen und Absteigen des Qi im gesamten Körper. Man kann ihre Funktionen durch massierende Armbewegungen fördern und unterstützen.

Man steht aufrecht mit schulterbreiten Füßen, die Fußspitzen sind parallel nach vorne ausgerichtet. Bei schwacher Kondition kann die Übung auch im Sitzen oder Liegen ausgeführt werden. Auf jeden Fall sollte der Körper entspannt sein; die Augen sind locker geschlossen. Die Gedanken konzentrieren sich auf die beiden Lungenflügel. Beide Härde mit gespreizten Fingern auf den Brustkorb legen. Mit beiden Händen den Brustkorb gegenläufig massieren, zuerst zur Mitte hin, dann zu cen Seiten.

Als nächstes beide Hände unter die Achseln legen und parallel auf- und abstreichen. Einmal auf, einmal ab bildet einen Bewegungsablauf, der 20-mal wiederholt wird.

Danach beide Hände wieder auf den Brustkorb legen. Beim Ausatmen drücken, beim Einatmen locker lassen, und zwar je dreimal.

Kleine Tipps gegen »Herbstmüdigkeit«

Die Chinesen kennen nicht nur die Frühjahrs-, sondern auch die Herbstmüdigkeit (*qiufa*). Der Sommer mit seiner großen Hitze hat den Körper durch ansteigende Körpertemperatur, häufiges Schwitzen und mangelnden Schlaf geschwächt. Der Mineralstoffwechsel ist durcheinandergeraten, die Verdauungsfunktionen wurden geschwächt und Gefäße und Nervensystem übermäßig belastet. Im Herbst ist der Körper damit beschäftigt, diesen Zustand wieder auszugleichen. Auf diesen Vorgang reagieren wir mit verstärkter Müdigkeit. Unser Körper ist nach dem Sommer in der Regel auch übersäuert, weshalb man jetzt vor allem basische Nahrungsmittel zu sich nehmen soll.

✋ Übungen gegen Herbstmüdigkeit

1.) Öfter mal die Haare kämmen, und zwar nicht nur um der Schönheit willen. Kräftiges Kämmen stimuliert die Kapillargefäße unter der Kopfhaut, regt den Stoffwechsel an und macht uns wach.

2.) Öfter mal mit beiden Handflächen oder einem trockenen Tuch das Gesicht abreiben. Das macht die Wangen rot und wirkt belebend.

3.) Immer wieder einmal die Zungenspitze an den oberen Gaumen legen. Das belebt das Qi und nährt das Herz.

4.) Öfter mal mit den Zähnen klappern. Das festigt die Zahnwurzeln und vertreibt Müdigkeit.

5.) In dieser Jahreszeit sollte man viel an die frische Luft gehen und den Blick in die Ferne schweifen lassen. Dabei kann man sanft folgende vier Punkte massieren: den inneren Augenwinkel *(jingming)*, den Ansatz der Augenbraue *(zuanzhu)*, das Ende der Augenbraue *(sizhukong)*, unterhalb der Pupille auf dem Knochenrand *(chengqi)*.

6.) Öfter mal mit beiden Händen die Ohren reiben.

7.) Bei den jetzt herrschenden starken Temperaturunterschieden ist es wichtig, vor allem morgens und abends den Rücken warm zu halten.

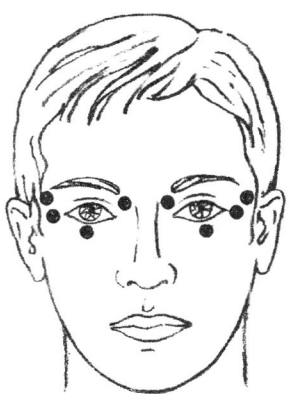

8.) Immer mal wieder mit der Handfläche den Bauch massieren. Das fördert die Verdauung, löst Nahrungsreste aus dem Verdauungstrakt und wirkt stärkend.

9.) Im Tagesverlauf immer wieder den Beckenboden spannen und anheben. Macht wach, stärkt das Qi und die Muskulatur im urologischen Bereich.

10.) Öfter mal die Hände ausschütteln und die Beine ausschleudern

11.) Jeden Tag ein Fußbad nehmen und anschließend die Fußsohlen massieren. Besondere Aufmerksamkeit schenken wir dabei dem »Fußherz«, also dem Zentrum des Vorderfußes, wo in der Vertiefung der Punkt »Sprudelnde Quelle« liegt. Das treibt das trübe Qi aus und macht die Meridiane durchgängig.

12.) Beim Wasserlassen und Stuhlgang den Mund geschlossen halten und die Hände ineinander verschränken. Stärkt die Geisteskräfte und das Qi.

13.) Da die Haut in dieser Jahreszeit zu Trockenheit neigt, sollte man öfter den ganzen Körper kräftig mit den Händen abreiben. Das regt die Durchblutung an und vertreibt Müdigkeit.

Das Sexualleben im Herbst

Im Herbst wird es kalt und die kühleren Temperaturen verlocken nach überstandener Sommerhitze zu stärkerer sexueller Betätigung. Aber Vorsicht: Einmal mehr predigen die Medizinklassiker Enthaltsamkeit, denn diese Jahreszeit steht unter dem Gebot des Sammelns. Genauso wie in der Natur ist jetzt auch im menschlichen Organismus das Yang schwach und das Yin stark. Deshalb kann exzessive Sexualität jetzt schädlich sein. Damit es nicht zu einer »Verausgabung im Schlafzimmer« kommt, sollte man folgende Regeln beachten:

Die Häufigkeit des Geschlechtsverkehrs sollte dem Alter angepasst sein. Der Klassiker *Rezepte – Gold wert* (*Qianjin yaofang*) rät: Mit 20 alle 4 Tage, mit 30 alle 8 Tage, mit 40 alle 16 Tage, mit 50 alle 20 Tage und mit 60 soll man seine Essenz gänzlich bewahren. Wer jedoch in körperlich guter Verfassung ist, dem wird immerhin einmal im Monat Geschlechtsverkehr gestattet. Man muss bei dieser Lebensregel allerdings berücksichtigen, dass Gesundheitszustand und Lebenserwartung im chinesischen Altertum und Mittelalter mit unseren nicht vergleichbar waren. Sie kann allenfalls von kulturhistorischem Interesse sein. Ebenso das folgende Sprichwort, das die Exzesse liebestoller Kaiser geißelt: »Schöne Frauen und zu viel Sex sind wie eine Axt, die die Knochen spaltet«, zur Strafe verhieß man ihnen denn auch einen frühen Tod.

Schon eher zu beherzigen ist da der folgende Rat aus dem Volksmund: »Getrennte Decken im mittleren Alter, getrennte Betten im Alter.«

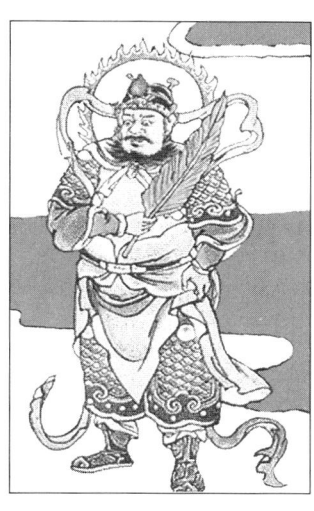

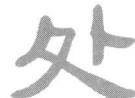

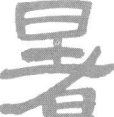

Der Patron dieses Jahresabschnitts ist ein furchterregender Krieger mit Vollbart. Seine Insignien sind der Feuerkranz und der Bananenblattfächer, was auf herbstliche Hitze hinweist.

14. Jahresabschnitt CHUSHU
Ende der Hitze 23./24. August

Nach CHUSHU muss man noch 18 Schüsseln voll schwitzen.

Trotz der Bezeichnung »Ende der Hitze« sind die Nachmittage jetzt nicht minder heiß als im Hochsommer, weshalb die Bauernregel besagt, dass noch 18 Tage lang der Schweiß fließen wird.

In China wird nun das Getreide gelb und auf dem Dreschplatz ist Hochbetrieb. Im Süden kann sogar schon die zweite Reisernte eingebracht werden. Regen in dieser Phase würde Missernten bedeuten, deshalb wird der schweißtreibende »Herbsttiger« bei den Bauern sehr geschätzt.

Da in der Natur die Zeit des Absterbens beginnt, wurden im chinesischen Altertum Hinrichtungen grundsätzlich im Herbst vorgenommen. Dahinter steckt offenbar der Versuch, diesen brutalen Eingriff wenigstens vordergründig in Einklang mit der Natur zu bringen.

Gemeinsamer »Erntedank« von Lebenden und Toten

In diesen Abschnitt fällt das Geisterfest (*guijie* oder *zhongyuanjie*). Es wird von Daoisten und Buddhisten gleichermaßen begangen und dient dem Totengedenken. Man wollte die Verstorbenen an der eingebrachten Ernte teilhaben lassen. In den Klöstern wurden große Zeremonien zur Erlösung der Toten abgehalten. Außerdem packte man ihnen kleine Päckchen, in denen man Totengeld oder Fahrzeuge aus Papier, Schiffe oder Wagen, durch Verbrennen ins Jenseits sandte. Man adressierte das Päckchen genau mit Name, Geburts- und Todesdatum des Verstorbenen.

Nach chinesischem Glauben können sich Verstorbene, die nicht ordnungsgemäß bestattet oder betrauert werden, in herumirrende Geister verwandeln. Dieser Tag gilt unter anderem auch der Besänftigung solch unbehauster, anonymer Seelen, denn ihnen ist der Zugang in die Klöster und Tempel, den Orten des Ahnendienstes, verwehrt. Deshalb wurden ihre Päckchen am Vorabend des Festes an Kreuzwegen außerhalb der Ortschaften verbrannt und zuvor mit Schnaps übergossen.

Verhalten im Alltag

Die Trockenheit, über die sich in der Erntezeit die Bauern so freuen, kann der Gesundheit zusetzen. Betroffen sind vor allem Haut, Haare und die Nase; auch Verstopfung kommt in dieser Zeit häufiger vor.

Manche Krankheiten verschlimmern sich jetzt aufgrund der besonderen klimatischen Bedingungen, so zum Beispiel Bronchialerkrankungen und Lungentuberkulose. Man sollte daher seine Kondition stärken und sich nicht verausgaben. Eine solche Stabilisierung erreicht man vor allem durch regelmäßiges Üben gleich nach dem Aufwachen. Hier werden Zähneklappern, Speichelschlucken, Regulation des Atems, sanfte Bauchmassage oder Qi-Gong-Übungen empfohlen.

Wichtig ist außerdem ausreichender und qualitativ guter Schlaf. In der TCM gilt der Mitternachtsschlaf als besonders wichtig. In der Zeit zwischen 11 Uhr und 1 Uhr erreicht das Yang seinen Höhepunkt und nimmt danach ab, dementsprechend wächst das Yin. Der Körper befindet sich daher in einem unausgeglichenen, besonders empfindlichen Zustand und benötigt Ruhe, damit das Qi sich regenerieren kann.

Übungen

✋ Übung bei Verstopfung und Völlegefühl

Auf dem Rücken auf einer möglichst harten Unterlage liegen. Den ganzen Körper entspannen und störende Gedanken vertreiben. Jetzt mit beiden Händen von oben nach unten über die Rippen streichen. Zunächst vorne unterhalb der Brust beginnen und bis zum Unterbauch streichen; dann hinten unter den Achseln beginnend bis zum Gesäßansatz. Man sollte mindestens fünf Minuten üben. Anschließend tief durch den Mund einatmen und so tun, als schluckte man der Atem hinunter. Dann langsam über die Nase ausatmen.

Einmal Ein- und Ausatmen gilt als eine Einheit, insgesamt 36-mal durchführen.

✋ Übung zur Förderung des Speichelflusses

Die TCM kennt seit langem die Heilkraft des Speichels als Yin-stärkend und benetzend. Die moderne medizinische Forschung hat nun ihrerseits gezeigt, dass die im Speichel vorhandenen Enzyme, Säuren und Antikörper ihre verdauungsfördernde und antibakterielle Wirkung besonders gut entfalten können, wenn man den Speichelfluss gezielt aktiviert.

Hierzu stellt man sich vor, man würde ein Stück von einem Apfel ab-
beißen und es anschließend im Mund behalten. Dann mit beiden Daumen erst unterhalb des Ohrs und dann an der Wurzel des Unterkiefers
(vor dem Ohr) je dreimal drücken. Den Speichel, der dabei in den Mund
schießt, in drei Portionen bedächtig hinunterschlucken.

Am Anfang bildet sich vielleicht noch nicht so viel Speichel, doch
nach einiger Übung wird die ausgeschüttete Speichelmenge allmählich
zunehmen.

✍ Übung zur Nasenstärkung im Herbst

Auch die Nase ist anfällig für die jetzt langsam einsetzende Kälte, die
eine erhöhte Erkältungsgefahr bringt. Mit dieser Übung können sie
einerseits lästigen Infekten vorbeugen und bei Schnupfen die Nase frei-
machen:

Zunächst die ausgestreckten Daumen mit den Außenseiten so lange
aneinanderreiben, bis sie heiß werden. Dann die Daumen beiderseits der
Nase anlegen und 30-mal auf und ab massieren. Danach die Zeigefinger
auf den *yingxiang*-Punkt (den Duft empfangen) in den Vertiefungen am
unteren Rand der Nasenflügel legen. Den Punkt 15- bis 20-mal sanft
kreisend massieren.

Wer diese Übung im Verlauf des Tages drei- bis viermal durchführt,
beugt Erkältungen der Nasenschleimhaut vor und macht die Nase durchgängig.

Außerdem soll man mit Daumen und Zeigefinger der rechten Hand
die Nasenwurzel 30-mal drücken und zwicken. Vorsicht: nicht zu kräftig
vorgehen.

Verstärkt wird der Effekt noch, wenn man zusätzlich morgens und
abends kalte Nasenbäder durchführt. Dazu taucht man die Nase in ein
Gefäß mit kaltem Wasser und hält dabei den Atem an. Zwischendurch
den Kopf heben, Luft holen und den Vorgang insgesamt zehnmal wiederholen.

Ernährung

Auch mit der Ernährung kann man der herbstlichen Trockenheit entgegenwirken. Hier geht es ebenfalls darum, den Speichelfluss anzuregen. Die meisten Gemüse- und Obstsorten haben durch ihren hohen Flüssigkeitsgehalt die Eigenschaft, die Produktion von Speichel zu fördern, zu benetzen, innere Hitze auszutreiben und Verstopfung entgegenzuwirken. Sie sollten in unserem Speisezettel nun besonders häufig vorkommen. Zu meiden sind scharfe Gemüse und frittierte Speisen. Deshalb sollte man etwa Knoblauch, Lauch, Ingwer und Chili jetzt nicht in großen Mengen verwenden.

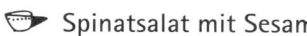 Spinatsalat mit Sesam
500 g frischen Spinat
15 g weißer Sesam (ca. 1 EL)
Salz
Sesamöl

Der Spinat wird geputzt und gewaschen (bei gröberen Blättern den Stiel entfernen), dann kurz in kochendem Wasser blanchieren. Anschließend kurz abschrecken. Abtropfen lassen und grob hacken. Die Sesamkörner in einer trockenen Pfanne anrösten, bis sie duften. Dann den Spinat mit Salz und Sesamöl abschmecken und mit den Sesamkörnern bestreuen.

Öffnet die Brust, beseitigt Trockenheit, stärkt die Leber und unterstützt die Niere.

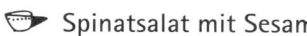 Salat mit Tofu und grüner Paprika
1 Stück Tofu (ca. 250 g)
1 grüne Paprikaschote (bei dünnwandigen, kleinen Schoten, die wegen ihres besseren Geschmacks zu bevorzugen sind, entsprechend mehr)
Koriandergrün, falls vorhanden und gewünscht
Salz
Sesamöl

Den Tofu im Ganzen in kochendem Wasser blanchieren, abkühlen lassen oder abschrecken und in Würfel von 1,5 cm Seitenlänge schneiden. Die Paprika zunächst vierteln und ebenfalls blanchieren. Dann in Würfel von etwa gleicher Größe schneiden. Das Koriandergrün ebenfalls hacken und alles vermischen und mit Salz und Sesamöl anmachen. Nach Belieben noch mit etwas heller Sojasoße abschmecken.

☞ Eintopf mit Lammfleisch und weißem Rettich

1 kg Lammfleisch
500 g weißer Rettich
100 g Karotte
etwas getrocknete Mandarinenschale (falls vorhanden)
2 dünne Scheiben Ingwer
Pflanzenöl
Salz
Reiswein oder Sherry

Das Fleisch waschen und in große Würfel schneiden, den Rettich und die Karotte ebenso. Das Öl in der Pfanne oder einem Wok erhitzen, die Ingwerscheiben darin anbraten, bis es duftet, dann das Lammfleisch hinzugeben und etwa 5 Minuten pfannenrühren, mit Kochwein ablöschen. Dann eine halbe Schale kaltes Wasser angießen und 10 Minuten köcheln lassen. Anschließend Fleischwürfel, Karotte und die Mandarinenschale in einen Schmortopf geben, mit kaltem Wasser bedecken, aufkochen, etwas Reiswein zugeben, salzen und bei geschlossenem Deckel und kleiner Hitze eine halbe Stunde lang köcheln lassen. Die Rettichwürfel hinzufügen und weiterkochen, bis alles weich ist.

Vor dem Servieren Ingwer und Mandarinenschale herausfischen.

Dieser kräftigende Eintopf stärkt Milz und Magen. Besonders zu empfehlen ist er für Lungenpatienten und Menschen, die dünn und kälteempfindlich sind. Stärkt die Abwehrkräfte.

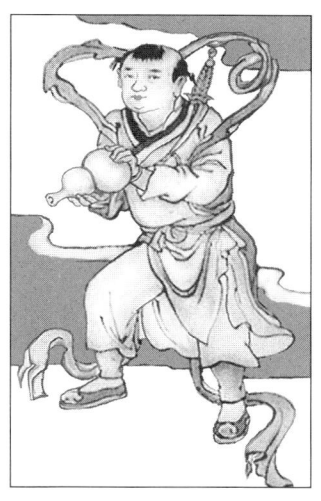

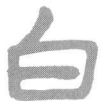
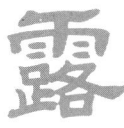

Der Patron dieses Jahresabschnitts ist ein kleiner Junge mit Schwert, dem Symbol einsetzender Kälte, und einem Flaschenkürbis, aus dem sich Tau ergießt.

15. Jahresabschnitt BAILU
Weißer Tau 7./8. September

Jetzt intensiviert sich das Yin, was verstärkt zu morgendlichem Nebel und Tau führt, daher der Name dieses Jahresabschnitts. In BAILU sind die Nächte bereits kalt, während die Tage noch sommerlich heiß sind. Ein chinesisches Sprichwort mahnt, man solle jetzt keine nackte Haut mehr zeigen. Auch wenn das in unseren Breiten niemand beherzigen mag, ist dennoch Vorsicht geboten.

Die ersten Zugvögel wie Schwalben und Wildgänse rüsten zum Aufbruch, und das Eichhörnchen denkt an den Wintervorrat. In China erntet man Mais und Hirse und sät den Winterweizen.

Verhalten im Alltag

Der Frühherbst ist gekennzeichnet durch starke Temperaturunterschiede, welche die Menschen anfällig machen für Bronchitis und Atemwegserkrankungen. Diese können verursacht sein durch allergische Reaktionen auf Pollen, Hausstaub und Milben, Industriefeinstaub, Tierhaare, den Genuss von Meeresfrüchten sowie durch Lacke und Farben. Außerdem steigt jetzt das Infektionsrisiko. Die folgenden Übungen können dagegen schützen und vorbeugen:

☝ Übung bei Bronchialasthma

Die Übung kann auf dem Rücken liegend oder im Stehen durchgeführt werden. Beide Hände auf den Oberbauch legen und bewusst tief in den Bauch hineinatmen, sodass er sich beim Einatmen wölbt und beim Ausatmen flach wird. Das Ausatmen soll doppelt so lange dauern wie das Einatmen. Man atmet über die Nase ein und über den Mund wieder aus, wobei sich die Lippen spitzen, als wolle man pfeifen. Das Ausatmen wird unterstützt durch sanften Druck der Handflächen, um auch die letzten Luftreste aus der Lunge zu pressen. Eine Übungsphase sollte mindestens 20 Minuten dauern und täglich ein- bis zweimal durchgeführt werden.

Die Übung verbessert die Funktion der Bronchien, macht die Atemwege durchgängig, stärkt die Immunkräfte und beugt Infektionen vor.

☝ Übung bei verstopfter Nase und Schnupfen

Der Patient sitzt aufrecht auf einem Stuhl. Die Füße stehen schulterbreit auf dem Boden, wobei der Winkel an den Knien etwa 90 Grad beträgt. Der ganze Körper ist entspannt, das Kinn wird leicht zurückgezogen. Nun legt man Zeige- und Mittelfinger der rechten Hand an die Nasenöffnungen und drückt 64-mal nach unten. Bei akutem Schnupfen sollte man die Übung stündlich wiederholen.

✋ Übung für eine freie Nase und verbesserten Geruchssinn

Aufrecht wie oben auf dem Stuhl sitzen und das Kinn leicht zurückziehen. Zur Vorbereitung dreimal einatmen und für kurze Zeit den Atem anhalten. Anschließend mit den Zeigefingern beide Nasenflügel kräftig drücken und reiben, bis die Nase sich heiß anfühlt. Wenn man die Übung täglich zwei- bis dreimal durchführt, wird die Nase frei und das Geschmacksempfinden kehrt langsam zurück.

Kosmetik im Herbst

Auch die Haut leidet unter der herbstlichen Trockenheit. Die Methoden der TCM versuchen, diesem Problem von außen und von innen zu begegnen.

Schon die Medizinklassiker schlagen vor, man solle öfter das Gesicht mit den durch Reibung angewärmten Handflächen massieren. Diese einfache und billige kosmetische Maßnahme lässt die Gesichtshaut glänzen, macht sie widerstandsfähig und hilft außerdem bei Kopfschmerzen. Dabei muss man allerdings sanft und vorsichtig zu Werke gehen, um die Haut nicht zu sehr zu dehnen.

✋ Augenmassage

1. Aufrecht auf einem Stuhl sitzen und den Blick geradeaus auf einen fernen Punkt konzentrieren. Zunächst beide Augen vorsichtig im Uhrzeigersinn rollen, dann ausruhen, indem man geradeaus in die Ferne schaut. Anschließend in Gegenrichtung üben. Nach einer weiteren Pause die Augen schließen und mit Mittel- und Zeigefinger beider Hände sanft über die geschlossenen Augendeckel streichen.
2. Die Hände zu Fäusten ballen und mit den Außenseiten der angewinkelten Zeigefinger entlang dem Augenrahmen zunächst von außen nach innen den oberen Knochen über den Augen entlangfahren, dann dasselbe am unteren Knochenrand wiederholen, jeweils 15-mal.

3. Bei geschlossenen Augen mit Mittel- und Ringfinger vom *jingming*-Punkt (Helle des Auges) an den inneren Augenwinkeln zum *tongzi-liao* (Kellerloch der Pupille) am äußeren Augenwinkel fahren. Dabei keinen Druck ausüben und 30- bis 50-mal sanft entlangstreifen.

Diese Übung kommt sowohl der Sehkraft wie der Schönheit zugute. Sie klärt den Kopf und die Augen, stärkt die Sehkraft, belebt müde Augen, beugt Falten vor und lässt die Augen leuchten. Entweder morgens und abends üben, oder wenn die Augen nach langer Computerarbeit ermüdet sind.

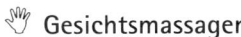 Gesichtsmassagen

1.) Beide Handflächen rechts und links der Nase auf das Gesicht legen und kräftig auf- und abreiben. Dabei langsam bis hin zu den Ohren wandern. So lange reiben, bis das Gesicht rot und heiß wird.

2.) Das Gesicht mit den Handflächen 1 bis 2 Minuten lang klopfen, und zwar von der Stirn beginnend, entlang der Nase und den Wangen bis hinab zum Kinn.

3.) Mit den vorderen Handflächen von dem Punkt zwischen beiden Augenbrauen beginnend drei- bis fünfmal bis zu den Schläfen streichen. Dann wiederholen und dabei mit den Händen jedesmal etwas höher wandern bis hinauf zu den Haarwurzeln. Anschließend arbeiten sich die Hände in gleicher Weise wieder bis hinunter zu den Augenbrauen.

4.) Mit beiden Daumen oder Zeigefingern die folgenden vier Punkte massieren:
Sibai (vier Weiß), in der Mitte unter dem Auge auf dem Rand des Wangenbeins
Chengqi (Punkt, der die Tränen aufnimmt) in der Mitte unter dem Auge, knapp oberhalb des Wangenbeins, direkt über *sibai*
Dicang (Zwischenspeicher der Erde) neben dem Mundwinkel
Chengjiang (Punkt, der die Flüssigkeiten aufnimmt) in der Vertiefung unterhalb der Lippe
Jeden Punkt mit gleichmäßigem Druck und leichter Vibration je eine Minute lang massieren

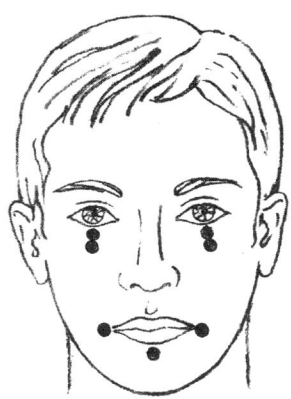

Diese Übungen fördern die Durchblutung, beleben und klären Kopf und Augen und machen die Haut elastisch und glänzend. Sie beugen Falten und Pigmentflecken vor und können außerdem bei Schwindel, Abgeschlagenheit und beginnender Erkältung helfen.

Man sollte sie im Herbst möglichst regelmäßig morgens und aber ds durchführen, wobei man zuvor das Gesicht mit warmem Wasser reinigt und abtrocknet. Die Massage sollte sanft sein und die Haut nicht überdehnen.

Schönheitspflege von innen

Saft aus Gemüse und Rosenblättern

1 Stück Gurke
2 Tomaten
Rosenblütenblätter
Zitronensaft und Honig nach Belieben

Tomaten und Gurken zerkleinern, im Entsafter entsaften und mit Zitronensaft und Honig abschmecken. Wer Zugang zu frischen, ungespritzten Rosenblüten hat, soll deren Blütenblätter etwas zerkleinern und in den Saft rühren.

Die darin enthaltene Verbindung aus verschiedenen Aminosäuren (Glutathion) sowie Vitamin C regen den Stoffwechsel der Haut an und vermindern Pigmentablagerung.

☞ Saure Sojabohnen für schöne Haut

80 g getrocknete Sojabohnen (erhältlich in China- und Naturkostläden sowie in Reformhäusern) über Nacht in Wasser einweichen.

Das Wasser abgießen und die aufgequollenen Bohnen zwei Wochen lang in ausreichend dunklen Reisessig einlegen und in einem verschlossenen Schraubglas an einem kühlen Ort aufbewahren. Dunklen Reisessig (zum Beispiel Zhenjiang Essig) gibt es in allen Chinaläden.

Täglich 5 bis 10 Bohnen gründlich kauen. Das stärkt den Funktionskreis der Milz, was wiederum der Haut zugute kommt.

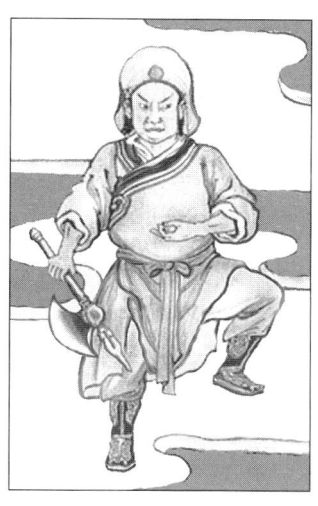

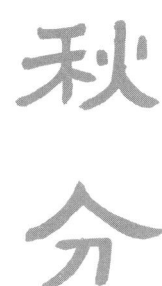

Der Patron dieses Jahresabschnitts ist ein Mann mit wärmender Haube. Mit seiner Axt markiert er einen der wichtigen Wendepunkte des Jahres.

16. Jahresabschnitt QIUFEN
Herbst–Tagundnachtgleiche
23./24. September

Dieser Abschnitt beginnt mit der herbstlichen Tagundnachtgleiche. Zu QIUFEN sind der Tag und die Nacht auf beiden Hälften der Erdkugel gleich lang. Von nun an wandert der Punkt, über dem die Sonne im rechten Winkel steht, auf die südliche Halbkugel, dort werden die Tage von nun an länger, die Nächte kürzer.

Ein chinesisches Sprichwort sagt, dass jetzt die Zeit der Gewitter vorbei ist und die Herbstregen beginnen. Mit jedem Regenguss kühlt es ein bisschen ab, und beim zehnten kann man die wattierte Jacke aus dem Schrank holen.

Das wichtigste Fest dieser Periode ist das Mittherbstfest *(zhongqiujie)*, das auf den 15., des 8. Mondmonats fällt, den Tag des Herbstvollmonds. Für den irdischen Betrachter ist dieser Vollmond der größte des Jahres. In China ist es Brauch, ihn im Kreise der Familie möglichst bei einem Picknick im Freien zu bewundern. Dabei werden die für diesen Tag typischen Mondkuchen verzehrt. Um dieses Gebäck rankt sich eine patriotische Legende. Die Han-Chinesen benutzten den seit dem 3. nachchristlichen Jahrhundert bezeugten Brauch während der Mongolenzeit (Yuan-Dynastie, 13./ 14. Jahrhundert), um in süße Kuchen geheime Botschaften einzubacken, die schließlich zum Aufstand gegen die Fremdherrschaft führten. Das runde Mürbteiggebäck hat eine Vielzahl nahrhafter Füllungen, die aus Nüssen, roter Bohnenpaste, Lotoskernen und Datteln besteht. Im Süden gibt es eine salzig-süße Variante, in die ein ganzes Enten-Eigelb eingebacken wird, das den Mond symbolisieren soll. Heutzutage wird dieses aufwendige Gebäck nicht mehr zu Hause hergestellt, sondern in Geschäften lange vor dem Fest in schönen Geschenkkartons angeboten, die man an Angehörige, Nachbarn und Freunde verschenkt.

Verhalten im Alltag

Der Mensch sollte in dieser Zeit versuchen, das komische Gleichgewicht auch in seinem Körper herzustellen, indem er innere Ruhe und Optimismus kultiviert und Geist und Qi sammelt.

Das Klima wird zunehmend von Trockenheit bestimmt, was Gefahren für die Atemwege mit sich bringt. Es gilt, den Körper durch Sport und Bewegung an frischer Luft widerstandsfähig zu machen und in der Ernährung den wärmenden und benetzenden Nahrungsmitteln den Vorrang zu geben. Sesam, Walnüsse, Klebreis, Honig, Milchprodukte und Birnen nähren das Yin und benetzen die Lunge.

Bei scharfen Nahrungsmitteln wie Lauch, Knoblauch, Ingwer und Chilischoten sollte man sich zurückhalten und dafür mehr Säuerliches, etwa Zitrusfrüchte, Äpfel und Trauben essen. Auch auf reichliche Flüssigkeitszufuhr ist zu achten, bevorzugt werden hier klares (abgekochtes) Wasser, schwache Tees, Sojamilch, Milchgetränke aller Art und Obstsäfte. Das unterstützt die Verdauungsarbeit des Magens und regt den Speichelfluss an.

Die herbstliche Kälte kann sich auch auf den Magen schlagen. Wer in dieser Hinsicht empfindlich ist und nicht auf Regelmäßigkeit in der Ernährung achtet, kann jetzt Probleme wie Sodbrennen, Völlegefühl, Durchfall und Bauchschmerzen bekommen, chronische Leiden können sich verschlimmern. Es gilt, den Magen auch äußerlich warm zu halten. In der Ernährung sollte man besonderen Wert auf die thermische Eigenschaft »warm« sowie auf weiche, milde, vegetarische und frische Nahrungsmittel legen. Man sollte mehrmals am Tag und jeweils nur wenig essen, damit die Magensäure immer wieder durch die Nahrung neutralisiert und die Magenschleimhaut geschont werden kann. Grundsätzlich dürfen Magenpatienten nicht zu kalt (hier im physikalischen Sinn gemeint), zu heiß, zu hart oder zu scharf essen und sollen Zigaretten und Alkohol meiden.

Ernährung

Eine ideale Speise (nicht nur) für diesen Jahresabschnitt ist der Getreidebrei *(zhou)*, er ist ein tragender Bestandteil der chinesischen Küche. Je nach Region und Zweck wird er aus Reis, Klebreis, Hirse, Mais(grieß) oder Gerste gekocht und als Frühstück, Beilage zu anderen Speisen oder auch, vor allem im Süden, als Imbiss verzehrt. Die Palette reicht von süßem, salzigem und neutralem Brei bis zur spezifischen Heilanwendung. Der bekannte Song-Dichter Lu You (1125–1210) verrät uns in einem Gedicht sein Rezept für ein langes Leben. Für dessen Wirksamkeit liefert er selbst mit seinem langen, schöpferischen Leben den besten Beweis.

Jeder auf dieser Welt strebt nach langem Leben,
dabei ist ihm das Mittel selbst in die Hand gegeben.
Ich habe dafür einen einfachen Rat:
Esse Brei, diese himmlische Wohltat.

👉 Himmelsgabe Reisbrei

Aus der Sicht der TCM harmonisiert Reisbrei den Magen, stärkt die Milz, benetzt und nährt die Lunge. Für diesen Jahresabschnitt werden folgende Reisbrei-Varianten mit spezifischer Heilwirkung empfohlen:

Grundrezept:
Kochen Sie einen wässrigen Brei, indem Sie das Wasser zuerst zum Kochen bringen und dann erst das Getreide Ihrer Wahl zugeben. Vorsicht: nicht zu viel Getreide nehmen; die Konsistenz des Breis ist natürlich Geschmackssache, ein Verhältnis 10 : 1 könnte ein Anhaltspunkt sein. Harte Getreidesorten wie Reis oder Hirse können vorher auch eingeweicht werden. Bei mäßiger Hitze und gelegentlichem Rühren langsam weiterkochen, bis das Getreide weich ist. Das kann eine halbe Stunde und länger dauern. Verfeinert wird der *zhou* durch die Zutaten, die man mitkocht. Hier einige schmackhafte und heilkräftige Beispiele:

👉 Süßer Walnussbrei

20 g Walnusskerne
100 g Reis
Zucker nach Belieben

Die Walnusskerne mit dem Reis zu einem wässrigen Brei kochen und erst vor dem Servieren zuckern.

👉 Maronenbrei

100 g Klebreis *(nuomi)*, eine eigene Reissorte, die eigentlich die Grundsubstanz des klassischen Reisbreis ist. Man bekommt ihn in jedem Chinaladen. Wer diese Gelegenheit nicht hat, kann auch normalen Reis oder rundkörnigen Milchreis verwenden.

Etwa 10 Esskastanien. Wer sich nicht die Mühe machen will, Maronen zu dämpfen, kann auch die fertig vorgegarten und geschälten Früchte nehmen, die es in Feinkostläden oder gut sortierten Supermärkten gibt.

Zucker nach Belieben

Nach Grundrezept einen Brei aus Klebreis herstellen und die Maronen, am besten leicht zerkrümelt, gleich mitkochen. Wer es gerne süß mag, kann den Brei vor dem Servieren zusätzlich zuckern.

In dieser Phase ist auch die Pilzzeit. Stärken Sie mit den kalorienarmen Eiweißlieferanten Ihre Abwehrkräfte.

👉 Glückstofu – Pilzgericht zur Stärkung der Abwehrkräfte

1 Stück (250 g) Tofu

50 g frische Champignons oder Egerlinge

5 kleine Pok-Choi (kleine chinesische Kohlherzen, gibt es im Chinaladen), alternativ kann man auch einige Blätter des normalen Chinakohls verwenden

5 getrocknete Shiitake-Pilze, mittelgroß

Speiseöl

2 EL helle Sojasoße

1 TL Zucker

Salz

etwas Speisestärke

Die Shiitake-Pilze in lauwarmem Wasser einweichen. Die Champignons bürsten und vierteln. Das Gemüse waschen, putzen und in etwas Wasser kurz blanchieren. Den Tofu in gut 1 cm dicke Scheiben schneiden und mit Küchenkrepp abtupfen. In einer Pfanne oder im Wok reichlich Speiseöl erhitzen und die Tofu-Scheiben goldgelb frittieren. In der Pfanne lassen und mit Sojasoße, Zucker, Salz und einer Tasse Wasser angießen. Die Pilze und das Gemüse hinzugeben und weiter köcheln, bis die Flüssigkeit weitgehend verschwunden ist und die Pilze weich sind. Etwas Speisestärke in kaltem Wasser lösen und die Soße leicht andicken.

Übungen

Eine Übungsfolge speziell für den Herbst empfiehlt einer der bedeutenden Medizin-Klassiker aus der Tang-Zeit, das *Qianjin yaofang* (›Rezepte – Gold wert‹) im 7. Jahrhundert verfasst von dem Arzt Sun Simiao, für die Gesundheitspflege im Herbst.

1.) Finger- und Handgelenkübung: Die Hände zu einer Faust ballen und in den Handgelenken locker kreisen. Dann die Hände zusammenführen. Die Finger verschränken sich spielerisch ineinander, als ob sie miteinander rängen.

2.) Arm- und Handgelenkübung: Die Finger ineinander verschränken, dann mit gestreckten Armen die Handflächen nach außen wenden und wieder zurück zum Körper drehen, insgesamt 30-mal.

3.) Beinmassage: Erst beide Handflächen gegeneinander reiben, bis sie warm sind. Beide Hände an das Knie legen, und zwar zunächst an die Außen-, dann an die Innenseiten. Von dort aus jeweils seitlich am Unterbein 30-mal rasch auf- und abfahren.

4.) Massage der Oberschenkel: Die Oberschenkel auf gleiche Weise kräftig reiben.

5.) Den Bogen spannen: Die linke Hand nach vorne strecken, als hielte man einen Bogen. Mit der rechten Hand die Sehne des Bogens in voller Länge spannen, das heißt, die rechte Hand kraftvoll nach hinten ziehen. Dann die Seite wechseln und je 30-mal üben.

6.) Ins Leere boxen: Die rechte Hand in die Taille stemmen. Mit der Linken eine Faust bilden und 30-mal nach vorne ins Leere boxen. Dann die Seite wechseln.

7.) Den Himmel stützen: Den linken Arm mit gestreckter Hand nach oben über den Kopf führen, als wollte man den Himmel stützen. Diese Bewegung kraftvoll 30-mal ausführen, dann die Seite wechseln.

8.) Die Brust öffnen: Die linke Hand zu einer Faust ballen und seitlich nach links strecken. 30-mal seitlich ins Leere boxen, dann die Seite wechseln.

9.) Übung für die Lendenwirbelsäule: Aufrecht auf dem Bettrand sitzen. Den Rumpf mit gerader Wirbelsäule nach links neigen. Zurück in die Ausgangsposition und dasselbe nach rechts. In jede Richtung 30-mal.

10.) Hüftdrehen: Die Hände an den Hinterkopf legen und im Stehen die Hüften 30-mal bei festem Stand hin- und herdrehen. Die Bewegung muss nicht ausladend sein und sollte locker erfolgen.

11.) Den Hintern heben: Am Boden sitzend beide Hände neben den Körper legen und sich am Boden abstützen. Das Kinn gegen die Brust drücken und einen runden Rücken machen. Dann den Körper mit aufgestützten Händen 30-mal leicht anheben.

12.) Den Rücken klopfen: Die Hände zu lockeren Fäusten ballen. Arme locker am Körper schlenkern und mit der Faustoberseite zuerst 30-mal mit der linken, dann 30-mal mit der rechten Hand leicht auf den Rücken schlagen.

13.) Tigerblick: Sich auf dem Boden oder auf einem harten Bett kniend auf beide Hände stützen (Vierfüßlerstand). Zuerst den Kopf zur linken Seite drehen und drei Minuten lang wie ein Tiger sein Opfer fixieren. Sich aufrichten, etwas lockern und das Ganze auf der rechten Seite wiederholen.

14.) Dehnübung: Auf dem Bett sitzend beide Beine gerade vorstrecken, die Zehen zeigen zur Decke. Den Oberkörper langsam nach vorne neigen und dabei mit der linken Hand die rechte innere Fußsohle zu berühren versuchen. Diese Bewegung, die 14-mal wiederholt werden sollte, wird einem nach häufigem Üben immer leichter fallen. Auf der anderen Seite wird gegengleich geübt.

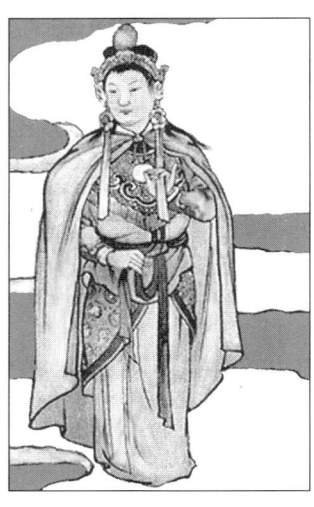

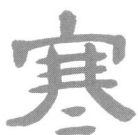

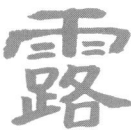

Die Patronin dieses Jahresabschnitts ist in einen warmen Umhang gehüllt. In ihren gestickten Brustbesatz ist ein Spiegel eingearbeitet, der den Tau symbolisiert.

17. Jahresabschnitt HANLU
Kalter Tau 8./9. Oktober

Kalte Nächte, üppiger Tau
Jetzt gibt es bald Schnee im Gau

Aufgrund der wachsenden Temperaturunterschiede wird der Tau nun von Tag zu Tag kälter und üppiger. In manchen Gegenden gibt es auch schon erste Frostnächte. Landschaft und Himmel bekommen eine intensive Farbigkeit. Im Norden fällt morgens erstmals Raureif, und im Süden verstummen die Zikaden. Die klassische chinesische Herbstblume, die Chrysantheme, steht jetzt in voller Blüte.

In diesen Abschnitt fällt das Fest von Doppel-Neun (9. Tag des 9. Mondmonats), an dem die Chinesen traditionellerweise auf die Berge steigen, dort Chrysanthemenwein trinken, Flusskrebse essen und die Aussicht genießen. Auch bei uns ist dies die ideale Bergsaison, klare Sicht und gute Wetterverhältnisse locken ins Gebirge, ein ideales Mittel, um aufkommender herbstlicher Melancholie entgegenzuwirken.

Verhalten im Alltag

Die Chrysantheme ist nicht nur ein dekoratives Symbol des Herbstes, sondern eine wichtige Droge der TCM. Schon *Das Buch der Riten*, einer der kanonisierten konfuzianischen Klassiker, erwähnt diese Heilpflanze. Sie hat die Geschmacksrichtungen süß und bitter und wirkt kühlend. Sie harmonisiert die Leber, treibt Hitze aus, wirkt entgiftend und kommt bei der Behandlung von Kopfschmerzen, hohem Blutdruck, Geschwüren und Furunkeln sowie bei trockenen und entzündeten Augen zum Einsatz. Die weiß blühenden Chrysanthemen aus Hangzhou (*hangbaiju*) gelten als die heilkräftigsten.

Vor allem alte Menschen müssen sich in dieser Zeit vorsehen. Besonders anfällig sind die Blutgefäße in Herz und Gehirn. Das liegt unter anderem daran, dass sich das Blut in der Kälte verdickt, was wiederum die Bildung von Blutgerinnseln fördert. Die Kälte vermindert zudem die Elastizität der an der Oberfläche liegenden Blutgefäße, der Außenwiderstand erhöht sich und damit unter Umständen auch der Blutdruck. Durch den Kältereiz wird das sympathische Nervensystem stimuliert, was seinerseits die Nebennierenrinde zu erhöhter Hormonproduktion anregt. Das wiederum führt zu einer zusätzlichen Verengung der kleinen Blutgefäße.

Gefährdete oder bereits unter solchen Symptomen leidende Menschen sollten daher von HANLU an folgende Regeln beachten:

- Sich gut warm halten und lockere und bequeme Kleidung tragen.
- Auf leichte und nahrhafte Ernährung achten, die aus magerem Fleisch, Huhn, Fisch, Milch- und Sojaprodukten bestehen sollte. Fette Kost, Alkohol und Zigaretten sind zu meiden. Außerdem sollte man für regelmäßigen Stuhlgang sorgen.
- Auch eine ausgeglichene Psyche ist wichtig; Wutanfällen, Reizbarkeit und depressiven Verstimmungen sollte man positiv entgegenwirken.
- Sich in Maßen gegen die Kälte abhärten, zum Beispiel durch regelmäßige kalte Waschungen die Anpassungsfähigkeit des Körpers gegen Kälte erhöhen.
- Beim morgendlichen Stuhlgang nicht zu lange sitzen bleiben.
- Das Körpergeschehen aufmerksam beobachten und rechtzeitig einen Arzt aufsuchen.

Tees gegen hohen Blutdruck

☞ Chrysanthemen-Tee

5–6 getrocknete Chrysanthemenblüten (man erhält sie im Chinaladen, in Teegeschäften oder TCM-Apotheken)

1 TL grüner Tee

(ausreichend für einen Becher)

Beides mit kochendem Wasser überbrühen, zudecken und kurz ziehen lassen.

Wenn sich die Blüten zu ihrer vollen Größe entfaltet haben, abseihen und warm trinken.

Vorsicht, wer nach dem Genuss von grünem Tee schlecht schläft, sollte den Tee nicht am späten Nachmittag oder Abend zu sich nehmen.

🍵 Trauben-Ingwer-Tee

50 ml frischer Traubensaft (am besten selbst entsaften oder
  Kurtraubensaft aus dem Reformhaus)
3 Scheiben frischer Ingwer
grüner Tee

Eine Tasse grünen Tee wie gewohnt aufbrühen, die Ingwerscheiben mit-
ziehen lassen und anschließend den Traubensaft hinzugeben. Nach Bedarf mit Honig süßen.

🍵 Sellerietee

300 g frischer Stangensellerie
1 gestrichener Teelöffel schwarzer Tee (oder 1 Teebeutel)
etwas Honig

Den Sellerie waschen, in kleine Stücke schneiden. Zusammen mit den
Teeblättern mit einem halben Liter kochendem Wasser überbrühen.
10 Minuten zugedeckt ziehen lassen, dann abseihen und den Honig
hinzugeben. Den Tee in eine Thermoskanne füllen und zweimal am Tag
trinken.

Beruhigt, senkt den Blutdruck und die Blutfettwerte und unterstützt
das Abnehmen.

Übungen

Wer sich körperlich den Strapazen einer Bergtour nicht gewachsen
fühlt, kann auch zu Hause im Sessel seine Meridiane anregen. Hierzu
sind die Qi-Gong-Kugeln (siehe auch S. 86) ein ideales Übungsgerät, vor
allem für alte Menschen.

Das Üben mit Qi-Gong-Kugeln erfordert eine komplexe Koordina-
tionsleistung von Fingern, Augen und Gehirn. Indem man sich auf die
Bewegung konzentriert, werden störende Gedanken ausgeschaltet und
die Atmung wird ruhig und gleichmäßig. Regelmäßiges Üben wirkt sich

nicht nur, wie in Kapitel 10 beschrieben, positiv auf Muskeln, Sehnen und Gelenke aus, sondern stimuliert über die zahlreichen Reizpunkte und Meridiane der Hand auch die inneren Organe:

- Der Daumen steht in Verbindung mit dem Lungenmeridian
- Am Zeigefinger beginnt der Dickdarmmeridian
- Am Mittelfinger endet der Herzbeutelmeridian
- Am Ringfinger beginnt der Dreifache Erwärmer
- Am kleinen Finger beginnt der Dünndarmmeridian

Außerdem finden die Organe, analog zu den Reflexzonen der Fußsohlen, in der TCM auf der Handfläche ihre Entsprechung. Durch den Kontakt mit den Kugeln kann man also auch positiv auf die inneren Organe einwirken.

Größe und Gewicht der Kugeln hängen von der Größe der Hände und vom Geschick des Übenden ab. Man beginne zunächst mit kleineren Kugeln. Als Material empfiehlt sich wegen der besseren Leitfähigkeit Metall.

☝ Kugelübung für ältere Menschen

Viele alte Menschen leiden zwangsläufig unter Bewegungsmangel. Dies führt zu mangelnder Durchblutung und Taubheit in den Gliedmaßen, erhöht die Thrombosegefahr und das Risiko von Blutgerinnseln.

Neben den in Kapitel 10 erklärten Grundübungen des Kugeldrehens kann man die Kugeln auch zu Massagezwecken einsetzen. Dabei drückt man mit der Handfläche eine Kugel langsam und mit zunehmender Kraft auf einen bestimmten Reizpunkt.

☝ Kugelmassage gegen hohen Blutdruck

Die folgenden drei Punkte am Kopf sollen vorsichtig auf der Stelle kreisend mit einer Kugel bearbeitet werden:

Der *baihui*-Punkt (Scheitelpunkt) liegt auf dem Scheitel auf einer gedachten Linie zwischen beiden Ohren.

Der *taiyang*-Punkt (die Sonne) liegt an der Schläfe in der Verlängerung der Augenbraue.

Der *fengchi*-Punkt (Windteich) liegt am Hinterkopf in der Vertiefung zwischen den zwei Muskelsträngen kurz über dem Haaransatz.

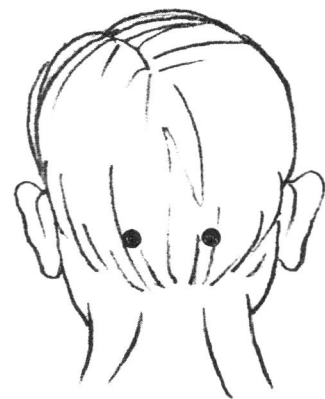

Alle drei Punkte jeweils cirka fünf Minuten sanft mit der Kugel massieren.

Zusätzlich kann man noch den Punkt Sprudelnde Quelle auf der Fußsohle mit der Kugel bearbeiten. Diesen Punkt kann man sowohl kreisend massieren wie auch drücken oder reiben.

Man sollte die Übung möglichst viermal am Tag durchführen.

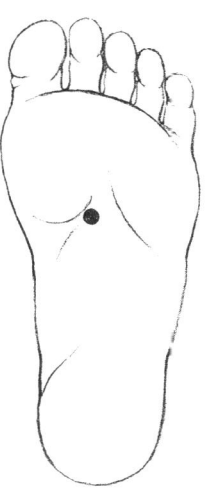

✍ Kreisende Massage von Reizpunkten

Quchi (Krummer Teich) liegt in der Verlängerung der Ellenbogenfalte, die sich bei 90 Grad abgewinkeltem Arm ergibt.

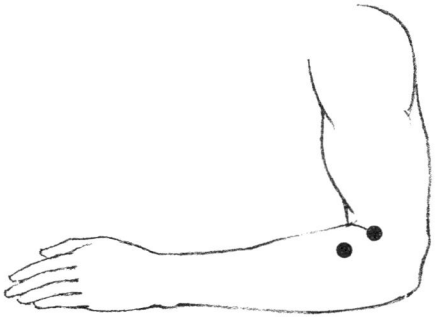

Shousanli (Dritter Weiler der Hand) liegt etwa drei Fingerbreit vom *quchi* armabwärts Richtung Hand.
Hegu (Vereinte Täler) liegt im sogenannten Tigerrachen, das ist die Vertiefung zwischen den Knöcheln von Zeigefinger und Daumen.

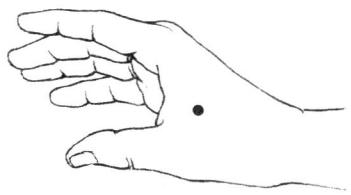

Diese drei Punkte sollen bei angewinkeltem Arm jeweils fünf Minuten kreisend mit einer Kugel massiert werden.

Hilft bei tauben Armen, Gelenkschmerzen am Arm und Lähmungserscheinungen des Arms.

Der *hegu*-Punkt allein wird bei Kopfschmerzen, Zahnschmerzen, Halsschmerzen, Erkältung und Gesichtslähmungen bearbeitet.

✍ Klopfmassage mit Qi-Gong-Kugeln

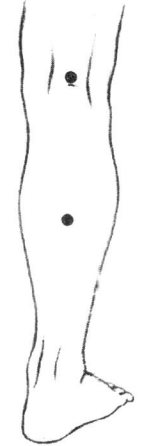

Weizhong (Die Mitte des Staugewässers) liegt in der Mitte der Kniegelenksfalte, dort wo der Puls deutlich tastbar ist.

Chengshan (Säule des Fleisches) liegt auf der Mitte des Beins unter der Wade.

Beide Punkte mit einer Kugel jeweils fünf Minuten sanft klopfen. Der Patient soll dabei sitzen und die Beine leicht anwinkeln. Falls sich das Gefühl eines leichten Stromschlags einstellt, ist das ein positiver Effekt. Schafft Erleichterung bei Rücken- und Lendenschmerzen, Ischias, Wadenkrämpfen, Kniegelenkentzündung und schwachen Kniegelenken.

✍ Kugelmassage bei Schlaflosigkeit

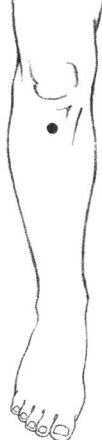

Man liegt entspannt auf dem Rücken und lässt in der rechten Hand zwei Kugeln im Uhrzeigersinn umeinander kreisen, bis die rechte Hand schwer und müde wird. Dann wechselt man die Drehrichtung. Nach insgesamt circa zehn Minuten die Hand wechseln. Nun arbeitet die linke in derselben Weise. Dabei sagt man sich: Beide Hände haben die Kugeln jetzt kreisen lassen, ich schlafe bald ein.

Vor dem Einschlafen ein warmes Fußbad nehmen. Anschließend mit den Kugeln den *zusanli*-Punkt (Dritter Weiler am Fuß) massieren. Er liegt vier Fingerbreit unter der Kante der Kniescheibe außen neben dem Schienbein.

Mit beiden Kugeln circa 15 Minuten beidseitig massieren. Sich anschließend ins Bett legen, entspannen und den *taiyang*-Punkt (siehe S. 139) sanft massieren. Am Ende die Kugel sanft über der Stirn hin und her rollen.

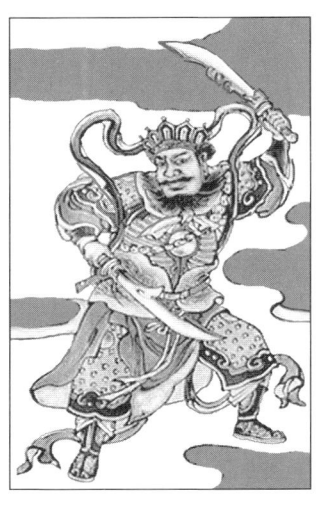

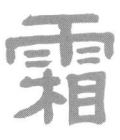

Der Patron dieses Jahresabschnitts ist ein Schwerter schwingender, bärtiger Krieger, der bereits die nahende Winterkälte ankündigt.

18. Jahresabschnitt SHUANGJIANG
Fallender Reif 22./23. Oktober

Zu SHUANGJIANG welken die hundert Gräser.
Kartoffeln und Rettiche müssen in die Scheuer.
Jetzt wird der Winterweizen gesät.

Der Tau hat sich in Raureif verwandelt, und die Kälte wird schneidend. Dies ist der letzte Abschnitt des Herbstes, und es kann bereits Nachtfrost geben.

Obwohl der Raureif vielen Herbstgemüsen die letzte Reife gibt, weckt er in der chinesischen Kultur keine positiven Assoziationen. Man sieht darin ein Symbol des wachsenden Yin, das die Natur absterben lässt. Im Altertum wurden Witwen als *yishuang*, als zurückgelassener Raureif bezeichnet.

In diesen Abschnitt fällt am 1. Tag des 10. Mondmonats das

Winterkleidungsfest (*hanyijie*), ein weiterer Totengedenktag des traditionellen chinesischen Kalenders. Die Gräber werden von Gras und Unkraut gesäubert und man verbrennt für die Toten Päckchen aus buntem Papier, die Baumwollflocken enthalten. Diese sollen die warme Kleidung symbolisieren, die jetzt auch im Jenseits vonnöten ist.

Verhalten im Alltag

In der Ernährung kommt nun das chinesische Konzept des *bu* zum Tragen, ein nahezu unübersetzbarer Begriff aus der Heildiätetik, der auf ein Zuführen oder ausgleichendes Ergänzen von Energie durch die Nahrung abzielt. Man könnte ihn noch am ehesten mit »nahrhaft« wiedergeben. Es geht darum, sich für den kommenden Winter zu stärken; das *shuangjiangbu*, also die Vorsorge während *shuangjiang*, gilt als die effektivste Vorkehrungsmaßnahme gegen zehrende Winterkälte. Jetzt werden lang gekochte Eintopfgerichte zubereitet, die viel Hammelfleisch enthalten und mit Ingwer, Jujuba-Datteln und anderen wärmenden Zutaten gewürzt werden.

Auch Wild hat jetzt Hochsaison. Von den Ming-Kaisern heißt es, dass sie den sogenannten Hasenberg im Pekinger Stadtbezirk aufsuchten, um dort Hasenbraten zu essen, der angeblich nach *shuangjiang* am bekömmlichsten ist.

Ernährung

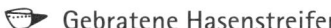 Gebratene Hasenstreifen

250 g Hasen- oder Kaninchenfleisch von der Keule
3 EL Speiseöl
2 Frühlingszwiebeln, in feine Ringe geschnitten
3 Scheiben Ingwer, fein gehackt

2–3 EL Kochwein oder Sherry
1 EL helle Sojasoße
Salz
1/2 TL Zucker
Pfeffer
Speisestärke
etwas Brühe zum Angießen

Das Fleisch mit klarem Wasser bedeckt gar kochen. Anschließend das Fleisch vom Knochen lösen und in Streifen schneiden. Das Öl in Pfanne oder Wok erhitzen, Ingwer und Frühlingszwiebeln darin anbraten, bis sie duften. Mit Kochwein, Sojasoße und etwas Brühe angießen und kurz aufkochen. Die Fleischstreifen zugeben und mit Salz, Zucker und Pfeffer abschmecken. So lange auf kleiner Flamme köcheln lassen, bis die Soße zur Hälfte eingekocht ist, den Rest mit etwas aufgelöster Speisestärke andicken.

Dieses Gericht stärkt die Milz, stabilisiert die Mitte, es unterstützt das Qi und nährt das Yin. Es wird empfohlen für Menschen mit schwacher Konstitution, vor allem Alte und Kinder. Da es außerdem viel Eiweiß und wenig Fett hat, ist es leicht verdaulich und vor allem gut für Menschen mit Erkrankungen der Herzkranzgefäße, mit Arterienverkalkung und für Diabetiker.

Ein positiver Nebeneffekt von Kaninchenfleisch ist seine kosmetische Wirkung. Es macht die Haut schön und wird deshalb in China auch »Kosmetikfleisch« genannt.

Herbstfrucht Kaki

Die leuchtend orangefarbene Kaki aus Asien oder auch die verwandte, aus Israel stammende Sharonfrucht gelten als die Früchte mit dem höchsten Zuckergehalt. Außerdem enthalten sie viele Vitamine (B_1, B_2), Beta-Karotin und Mineralstoffe, besonders Jod. Nach chinesischer Ernährungslehre haben sie die Qualität »kalt«, weshalb sie Hitze aus dem Körper austreiben, die Lunge benetzen, den Speichelfluss fördern und den Durst löschen. In westliche Symptomatik übersetzt heißt das, man nimmt sie bei hartnäckigem, trockenem Husten, keinesfalls aber bei Erkältungshusten. Ferner sind Kaki zu empfehlen bei hohem Blutdruck, blutenden Hämorrhoiden und Verstopfung.

In China werden die Früchte ganzjährig auch getrocknet angeboten. Die flachen, weiß bestäubten »Kuchen« entstehen, indem man sie etwa zwei Monate lang trocknet. Dabei tritt ein weißes Pulver aus, das als »Kakiraureif« bezeichnet wird, eine Verbindung aus Trauben- und Fruchtzucker, dem wiederum eine husten- und schleimlösende Wirkung zugeschrieben wird.

Vorsicht: Kaki soll wegen ihrer Eigenschaft »kalt« und dem hohen Gerbsäuregehalt nicht auf leeren Magen gegessen werden. Auch soll man unmittelbar danach kein Wasser trinken. Für Menschen mit Blutarmut infolge Eisenmangel sind Kaki nicht zu empfehlen, da die reichlich vorhandene Gerbsäure das verfügbare Eisen bindet und damit dem Körper entzieht.

👄 Grüner Tee mit Sesam gegen trockene Haut

Diese Mischung stärkt den Funktionskreis der Milz und benetzt die Haut von innen:

1 EL weißer Sesam

grüner Tee; Blätter ausreichend für einen Becher

Die Sesamkörner ohne Fett unter ständigem Rühren in trockener Pfanne rösten, bis sie duften. Vorsicht: brennt leicht an! Den grünen Tee wie gewohnt aufbrühen und trinken. Den Sesam zusammen mit ein paar Teeblättern kauen, mit Tee nachspülen.

Übungen

In dieser Zeit kommt es häufig zu Magenbeschwerden, vor allem chronisch Magenkranke haben jetzt Probleme. Der Körper verbraucht in dieser Jahreszeit mehr Kalorien, man hat größeren Appetit und es müssen vermehrt Magen- und Verdauungssäfte produziert werden. Das führt aber auch zu einer größeren Belastung des gastrischen Systems. Wer bereits Probleme in diesem Bereich hatte oder chronisch erkrankt ist, muss sich vorsehen.

Die Einwirkung von kalter Luft führt zudem zu einem Zusammenziehen der Blutgefäße in den Magenschleimhäuten, was mangelnde Durchblutung und Sauerstoffversorgung zur Folge hat. Dadurch können diese ihrer Schutzfunktion nicht mehr optimal nachkommen.

Betroffene Personen sollten regelmäßig und nicht zu viel essen, die Nahrung darf von der Temperatur her weder zu heiß noch zu kalt sein; man sollte den Bauchbereich warm halten und Speisen und Medikamente meiden, die die Magenschleimhäute zu sehr angreifen.

Übungen zur Magenstärkung

1.) Entspannt auf dem Rücken liegen, die Füße sind schulterbreit und die Fußspitzen fallen locker nach außen. Zunächst 12-mal normal ein- und ausatmen. Dann ausschließlich über den Mund einatmen und den Luftstrom bewusst tief und lang in den Bauchraum hinein lenken. Anschließend langsam über die Nase ausatmen. Einmal ein- und einmal ausatmen bildet eine Einheit; insgesamt 36-mal üben.

   Diese Übung vertreibt die Kälte im Bauch und dadurch verursachte Schmerzen.

2.) Mit schulterbreiten Knien entspannt auf einem Stuhl sitzen. Das Kinn leicht einziehen, die Schultern locker nach vorne fallen lassen. Dann stemmt man die Hände in die Taille, wobei die Daumen nach vorne zeigen. Nun dreht man den ganzen Oberkörper jeweils nach rechts und links; der Kopf wandert mit und der Blick ist nach hinten gerichtet. Diese Drehung insgesamt 64-mal durchführen.

   Wirkt gegen Kälte im Bauchbereich und fördert den Qi-Fluss.

✍ »Das alte Frostbein«

Ältere Leute leiden um diese Jahreszeit häufig unter Gelenkbeschwerden, vor allem an den Knien. Dafür gibt es in China den Ausdruck *lao hantui* (altes Frostbein). Verschleiß, mangelnde Gelenkschmiere, poröse Knochen und lockere Bänder haben hier ihre Spuren hinterlassen, und diese Symptomatik verschlimmert sich mit der beginnenden Kälte. Warmhalten und moderate Gymnastik beziehungsweise Taiji oder Qi-Gong sind angeraten.

Man kann seinen Gelenken auch Gutes tun, indem man täglich 5 bis 6 Walnüsse auf leeren Magen zu sich nimmt, und das mindestens drei Monate lang. Hilft gegen Rheuma und Gelenkbeschwerden.

✋ Übung bei Schulterproblemen

Ein anderes Gelenk, das in dieser Zeit oft Probleme macht, ist die Schulter. Folgende Übung fördert die Beweglichkeit von Schultern und Armen und kräftigt Knochen und schwache Sehnen:

Aufrecht auf einem Stuhl sitzen, die Beine stehen schulterbreit auf dem Boden, das Knie bildet einen Winkel von 90 Grad. Man versucht, den ganzen Körper zu entspannen und störende Gedanken loszulassen und zieht das Kinn leicht zum Oberkörper. Dann atmet man 24-mal ganz normal durch die Nase ein. Jetzt streckt sich der linke Arm nach oben, wobei die Handfläche zur Decke und die Finger nach rechts zeigen. Dann streckt sich der rechte Arm ebenfalls nach oben, sodass beide Hände übereinander zu liegen kommen. Jetzt ganz langsam und tief über die Nase einatmen und dabei versuchen, mit der unteren Hand 12-mal gegen die obere zu drücken. Danach die Hände wechseln und nochmals bei langsamem Einatmen 12-mal nach oben drücken. Anschließend beide Hände sinken lassen, auf die Knie legen, und still 5 Minuten lang verharren. Die Übung abschließen, indem man sich innerlich sammelt.

✋ Massage bei Schulterproblemen

Viele ältere Menschen sowie Büroarbeiter leiden unter eingeschränkter Beweglichkeit der Schulter. Dieses Problem bezeichnet man in China als »Fünfziger-Schulter«. Bei folgender Massage konzentriert man sich auf den Punkt *jianjing* (»Schulterbrunnen«). Sie muss von einer zweiten Person durchgeführt werden, die beide Hände auf die Schultern des sitzen-

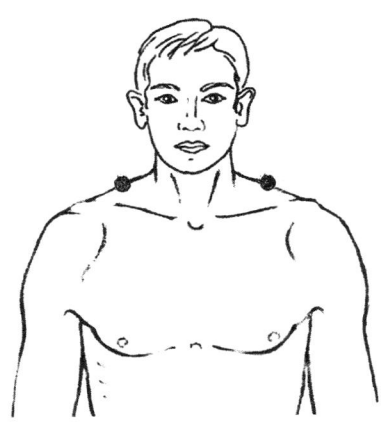

den Patienten legt. *Jianjing* liegt in der Vertiefung an der höchsten Stelle der Schulter.

Er wird bei dieser Massageform indirekt stimuliert, indem die ganze Hand knetend entlang den Muskelfasern mit sanftem, später zunehmendem Druck massiert. Es stellt sich ein angenehmes Entspannungsgefühl ein, das bis in die Arme und den Rücken ausstrahlt. Diese Massage wirkt schmerzlindernd und treibt den »Wind« aus, der nach chinesischer Vorstellung für diese Symptomatik verantwortlich ist.

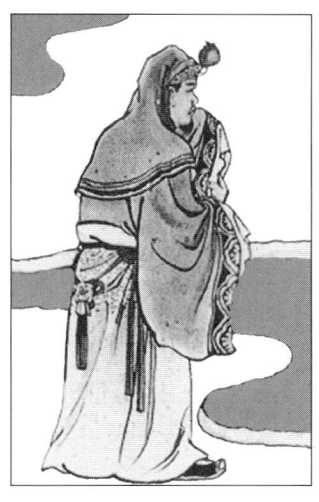

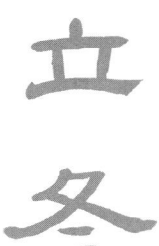

Der Patron dieses Jahresabschnitts ist ganz in seinen warmen Schneeumhang eingehüllt. Jetzt kommt der Winter.

19. Jahresabschnitt LIDONG
Winteranfang 7./8. November

Wenn zu Winteranfang Raureif fällt,
sommers dem Jangtse das Wasser fehlt.

Mit diesem Jahresabschnitt beginnt der Winter. Wie auch beim festlich begangenen Anfang der übrigen Jahreszeiten musste der Kaiser zu LIDONG bestimmte Zeremonien durchführen. Nachdem der Tag des Winteranfangs bestimmt war, reinigte er sich durch Baden und Fasten und zog dann mit seinem Hofstaat vor die Tore der Stadt, diesmal Richtung Norden. Im Zuge der Opferhandlungen wurde auch den Alten und Bedürftigen gespendet.

Die Arbeiten des landwirtschaftlichen Jahres waren abgeschlossen und die Menschen begannen, sich für den kommenden Winter zu stärken, indem sie traditionelle Stärkungsmittel wie

Ginseng, Hunde- und Hammelfleisch sowie Geflügelbrühen mit Heilkräutern zu sich nahmen.

Das Yin erreicht in dieser Jahreszeit seinen Höhepunkt, die zehntausend Lebewesen verbergen sich und die Natur ist verschlossen. Doch Frost und Kälte können der Vitalität nichts anhaben, diese ruht nur. Daher sollten die Menschen jetzt früh zu Bett gehen und spät aufstehen, und zwar erst, nachdem die Sonne aufgegangen ist. Die eigenen Wünsche und Begierden sollten zurückgenommen und nicht nach außen getragen werden. Der Mensch meidet die Kälte und sucht jetzt die Wärme. Wer sich nicht an diese Regeln hält, beeinträchtigt das Nieren-Qi und es kann im Frühling zu Krankheiten kommen, weil nicht genug Energie gespeichert wurde.

Dem Winter werden das Organ Niere und das Element Wasser zugeordnet.

Verhalten im Alltag

Die Pflanzen- und Tierwelt kommt zur Ruhe; in der Natur tritt das Yang zurück und das Yin ist im Vormarsch. Auch im menschlichen Organismus ist dieser Wechsel spürbar, und es sollte ihm Rechnung getragen werden. Jetzt gilt es, alles zu vermeiden, was das Yang zu sehr aufreizt, etwa heftige sportliche Betätigung und schwere körperliche Arbeit, die den Körper zum Schwitzen bringt. Stattdessen sorge man für ausreichend Schlaf, damit das Yang-Qi sich erholen und die Yin-Essenz sich anreichern kann.

Wer in dieser Phase zu leicht bekleidet ist oder sich in kalten Räumen aufhält, ist anfällig für Erkältungen und vergeudet zu viel Yang-Energie. Wer sich aber zu warm anzieht und zu viel einheizt, dessen Yang verflüchtigt sich, und Kälte-Übel können in den Körper eindringen. Das Yang-Qi im menschlichen Körper gleicht der Sonne am Himmel, die der Natur Licht und Wärme spendet. Ohne sie könnten die Lebewesen nicht existieren; ohne

Yang-Qi würde der Körper die Vitalität verlieren, die den Stoffwechsel antreibt.

Die Sonne im Rücken

Die Geschichte vom armen alten Mann (aus dem Buch *Liezi*, 5. Jh. v. Chr.):

Im Reiche Song lebte ein alter Mann, der so arm war, dass er winters nur in Lumpen gekleidet war. Als einmal die Sonne schien, ließ er sich von ihr bescheinen, um sich von der Kälte zu erholen. Als sie ihm tüchtig den Buckel wärmte, war er überglücklich. Er wusste nicht, dass es auch warme Kleidung, geheizte Häuser und nahrhafte Speisen gab. Also sprach er zu seiner Frau: »Das Glück, von der Sonne gewärmt zu werden, ist so groß. Ich möchte, dass auch mein König an diesem Glück teilhat. Sicher wird er mich belohnen«.

Auch ein bekannter Tang-Dichter, Bo Juyi (772–846) hat die wohltuende Wirkung der Wintersonne in einem Gedicht gepriesen:

Mit geschlossenen Augen, die Sonne im Rücken:
Wohlbefinden wächst zwischen Haut und Muskeln
wie nach dem Genuss eines guten Weins.
Ich fühle mich wie ein vom Winterschlaf erwachendes Insekt.
Hundert Knochen verbinden sich zu einem einzigen Ganzen.
Mein Inneres ist frei von Gedanken.
Mein Ich verliert sich in der Weite.
Mein Geist ist leer.

Die Niere – das Organ des Winters

Der Niere als Organ des Winters gilt nun die besondere Aufmerksamkeit. Die Nieren beherbergen die Körperessenzen. Gleichzeitig sind sie zuständig für die Fortpflanzung und das Wachstum des Menschen. Sie scheuen Kälte und lieben Wärme. Der Lendenbereich bildet die Hauptachse des Rumpfes und ist damit jeder kleinsten Bewegung ausgesetzt. Wer ihn regelmäßig massiert, stärkt nicht nur die Nieren, sondern erlangt zugleich Energie und Vitalität: Federnder Gang, Beweglichkeit, geistige Frische und eine gerade Haltung bis ins hohe Alter werden die Folge sein.

Übungen

☝ Massage bei Kälte und Yin-Mangel in der Niere

Mit geschlossenen Füßen stehen und die Arme locker herabhängen lassen. Die Handflächen seitlich an die Oberschenkel legen, wobei die Spitze des Mittelfingers auf dem *fengshi*-Punkt (Windmarkt) zu liegen kommt. Der Kopf ist aufrecht und scheint am Scheitelpunkt aufgehängt zu sein. Die Zunge liegt locker am oberen Gaumen, und man versucht, störende Gedanken zu vertreiben.

Jetzt reiben die beiden Handflächen 64-mal gegeneinander, bis sie ganz heiß sind. Die heißen Handflächen in die Nierengegend legen, wobei die Mitte der Handfläche auf dem *shenshu*-Punkt (Nierenpunkt) zu liegen kommt. Beide Hände reiben 64-mal leicht auf und ab.

Dann den Oberkörper nach vorne neigen und beide Arme locker herabhängen lassen. Das ist die Ausgangsstellung für das Wasserholen. Wir stellen uns vor, dass wir einen gefüllten Eimer an einem Seil aus einem Brunnen ziehen. Wenn die rechte Hand das Seil nach oben zieht, dreht sich die Hüfte entsprechend mit, bei der linken ebenso. Wir ziehen insgesamt 64-mal, und zwar am besten jeweils morgens und abends.

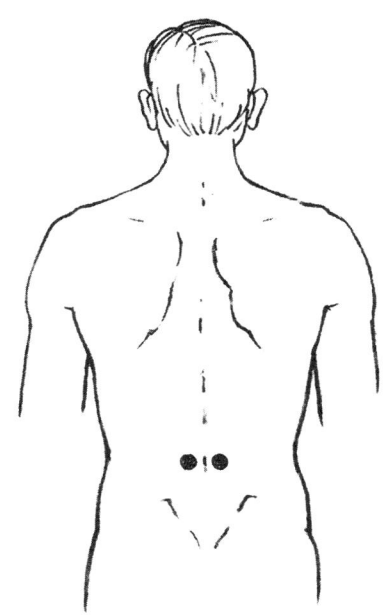

🖐 Nierenübung mit dem Laut »chui«

Diese Übung hilft bei Schwäche des Nierenfunktionskreises, die sich in weichen Knien und Ziehen im Lendenbereich, kaltem Schweiß, vorzeitigem oder nächtlichem Samenerguss sowie in Impotenz und Kälte in der Gebärmutter (wörtlich: Kälte im Kindspalast) äußert:

Man steht etwa schulterbreit und versucht, mit den fünf Zehen den Boden zu greifen, wobei sich das Fußgewö be leicht hebt. Dabei formt man mit runden Lippen die Silbe *chui* (gesprochen etwa wie tschuäi), und dosiert den Atem so, dass möglichst lange und gleichmäßig ausgeatmet wird. Die Hände, die bisher locker herabhingen, werden jetzt über den Nierenpunkt (siehe oben) in einem Bogen nach vorne geführt, wo sie auf Höhe des Schlüsselbeins einen imaginären Ballon umfassen. Die Fingerspitzen berühren sich nicht, zeigen aber zueinander. Jetzt geht man mit aufrechtem Oberkörper in die Knie, die Arme sinken und landen beim vollständigen Ausatmen auf den Oberschenkeln oberhalb der Knie.

Nun wieder einatmen und in die Ausgangsposition zurückkehren.

Diesen Bewegungsablauf insgesamt sechsmal wiederholen, anschließend noch kurz verharren und sich sammeln.

🖐 Übung gegen fahle, glanzlose Gesichtshaut

Fahle und glanzlose Haut im Winter ist häufig eine Folge von Schwäche des Nierenfunktionskreises.

Übung im Sitzen: Aufrecht auf einem Stuhl ohne Armstützen sitzen. Die Füße stehen fest und breitbeinig auf dem Boden.

Die linke Hand umfasst das linke Knie. Die rechte Hand umfasst den linken Ellenbogen. Dann dreht sich der Oberkörper so weit wie möglich sanft nach links hinten. Der Blick folgt der Bewegung.

Die rechte Hand umfasst das rechte Knie. Die linke Hand umfasst den rechten Ellenbogen. Dann dreht sich der Oberkörper so weit wie möglich sanft nach rechts hinten. Der Blick folgt der Bewegung und man schaut nach hinten. Abwechselnd fünfmal nach links und nach rechts üben.

Anschließend 36-mal mit den Zähnen klappern.

Danach bewusst den Atem regulieren. Dann neunmal Speichel schlucken und ihn gedanklich in den Unterbauch (*dantian*) schicken.

🖐 Übung gegen Kälte und Schwäche in der Niere

Mit geschlossenen Beinen aufrecht stehen, die Arme hängen seitlich herab. Die Finger sind ausgestreckt und die Spitze des Mittelfingers liegt in der Mitte des äußeren Oberschenkels (*fengshi*-Punkt; Windmarkt). Die Zungenspitze berührt den oberen Gaumen. Alle Gedanken werden vertrieben.

Nun wird der Stand wieder breiter. Man reibt die Handflächen 64-mal gegeneinander, bis sie ganz heiß sind. Dann werden die heißen Handflächen unterhalb der Taille links und rechts neben die Wirbelsäule gelegt. Man fährt 64-mal mit beiden Händen gleichzeitig auf und ab (Aufwärts- und Abwärtsbewegung zählen als eine Einheit).

Dann den Oberkörper nach vorne beugen. Beide Arme locker hängen lassen. Nun folgt eine abwechselnd ziehende Aufwärtsbewegung, so als wollte man einen Eimer aus einem Brunnen ziehen, wobei die Hüfte die Bewegung drehend mitvollzieht. Mit jeder Hand zieht man 64-mal.

Die Übung sollte morgens und abends durchgeführt werden.

☆ Übung gegen Verstopfung

Im Winter führen Bewegungsmangel oder einseitige Ernährung (zum Beispiel die vielen Plätzchen an Weihnachten!) häufig zu Verstopfung. Folgende Vorstellungsübung bringt schnelle Abhilfe:

Auf dem Rücken entspannt im Bett liegend zieht man sich die Decke bis an den Hals hoch. Mit beiden Händen den oberen Deckenrand festhalten. Dabei stellt man sich vor, dass Energie unterhalb des Nabels im Unterbauch kreist, und zwar 36-mal im Uhrzeigersinn, und dann 36-mal in der Gegenrichtung.

Danach tief einatmen und die Luft weit in den Bauch hinunterschicken. Dann die Luft anhalten und den Kopf unter die Decke ziehen wie eine Schildkröte, die sich in ihren Panzer zurückzieht. Anschließend den Kopf behutsam wieder unter der Decke hervorstrecken und dabei langsam ausatmen. Das Ganze 24-mal wiederholen, wobei Ein- und Ausatmen als Einheit zählt.

Ernährung

In winterlicher Kälte benötigt der Körper mehr Nährstoffe und Energiezufuhr als sonst. Um dies zu gewährleisten sind die Aufnahmefähigkeit und die Verdauungsfunktion in dieser Periode naturgemäß stärker. Dadurch verbessert sich die Immunabwehr des Körpers, und medizinische Wirkstoffe aus der Nahrung können besser im Körper aufgenommen werden. Der Körper bildet damit eine Grundlage für die Gesundheit im kommenden Jahr. Ein chinesisches Sprichwort lautet: Sich in diesem Jahr stärken, um im nächsten Jahr den Tiger zu erlegen.

Wegen der niedrigen Außentemperaturen muss der Mensch

außerdem mehr Kalorien verbrennen. Darum darf man in dieser Jahreszeit durchaus ein bisschen mehr an Zucker, Fetten und Proteinen zu sich nehmen.

Durch die Kälte wird das urologische System stärker angeregt, was zu vermehrter Ausscheidung von Mineralstoffen wie Kalium, Natrium und Kalzium führt. Diese anorganischen Salze müssen durch die Nahrung wieder zugeführt werden.

Eine ausgewogene Winterkost sollte aus chinesischer Sicht vor allem folgendes enthalten: Gemüse, Innereien, mageres Fleisch, Fisch, Eier, Geflügel, Lammfleisch, Litschi, Walnüsse und Mu-er-Pilze.

Man kann sich durch gezielte Ernährung für den Winter stärken oder aber spezielle Heilmittel zu sich nehmen; dies sollte allerdings nicht ohne Rat eines TCM-Arztes geschehen.

Wer an Qi-Mangel leidet, blass ist, kurzatmig und kraftlos ist und zu Durchfall neigt, soll Ginseng, *huangqi (radix astragali), dangshen (radix codonopsis pilosulae* oder Windglocke), *baishu (rhizoma atractylodes macrocephalae)* einnehmen.

Wer sein Yin nähren und seine Säfte anreichern muss, blasse Lippen hat, zu Schwindel und Herzflattern neigt, unter Blutarmut leidet – ferner Frauen mit zu schwacher Menstruation –, denen tun *shengdi (radix rehmannae glutinosa), danggui (angelica sinensis,* chin. Engelwurz), *gouqi (fructus lycii,* Bocksdornbeeren) und die in China so beliebte ausgekochte Eselshaut (*ejiao*) gut.

Nun darf auch das stärkende Tonikum Ginseng wieder eingenommen werden, das im Sommer wegen zu großer Hitzebildung verboten ist (Vorsicht bei hohem Blutdruck!). Wer Ginseng zu sich nimmt, sollte dazu weder grünen noch schwarzen Tee trinken (Mischpräparate meiden), da diese die Heilwirkung der Wurzel abschwächen oder gar aufheben. Dasselbe gilt für Rettich.

☛ Fischfilets mit Pilzsoße

4–6 Fischfilets (Rotbarsch, Kabeljau oder Seelachs)
1 walnussgroßes Stück Ingwer

3 ganze Frühlingszwiebeln

3 mittelgroße, getrocknete Shiitake-Pilze (1 Stunde vor dem Kochen
in lauwarmem Wasser einweichen)

3 EL helle Sojasoße

2 EL Reiswein oder trockener Sherry

2 TL Zucker

1 TL Speisestärke

dunkler Reisessig

Speiseöl

Chiliöl oder -paste nach Belieben

Die Fischfilets mit Küchenkrepp abtupfen, in Mehl wälzen und das lose Mehl abschütteln. Die Filets in reichlich Speiseöl Seite für Seite gold-braun braten (dabei sollten die Filets nicht übereinanderliegen; große Stücke teilen). Herausnehmen und warm stellen.

Inzwischen hat man in einer Schale eine Soße aus Reiswein, Sojasoße, Zucker und einem Schuss Essig angerührt. Wer gerne scharf isst, kann hier Chilipaste oder Chiliöl zugeben. Die Pilze, die man in feine Streifen geschnitten und entstielt hat, werden ebenfalls dazugegeben. Dann mit etwas Einweichwasser auf die Menge einer Reisschale aufgießen.

Den Ingwer in feine Streifen und die Frühlingszwiebeln in 3 cm large Abschnitte schneiden. Das zurückgebliebene Öl nochmals erhitzen und darin Ingwer und Frühlingszwiebeln anbraten, bis es duftet. Hitze reduzieren und die vorbereitete Soße angießen. Mit der in etwas kaltem Wasser gelösten Stärke andicken. Einmal kurz aufkochen, über den Fisch gießen und servieren.

👉 Schweinefleisch im Eimantel mit Tomaten

500 g mageres Schweinefleisch, z. B. Schnitzelfleisch

300 g Tomaten

1 Zwiebel

1 Ei

1 EL fein gehackter Ingwer

1 EL fein gehackte Lauchzwiebeln

1 EL Sojasoße
1 TL Zucker
ausreichend Speisestärke
Reiswein oder Sherry
Speiseöl
Salz

Das Fleisch vorsichtig klopfen, in breite Streifen schneiden und eine halbe Stunde lang in Sojasoße, Zucker, Salz und Ingwer marinieren. Das Ei verquirlen und das Fleisch darin wälzen, wieder herausnehmen und mit Speisestärke überpudern. Tomaten in Würfel schneiden, das Öl im Wok oder in der Pfanne erhitzen, das Schweinefleisch darin unter Pfannenrühren braten und beiseitelegen. Jetzt die Tomaten und gehackte Zwiebeln in der Pfanne (bei Bedarf noch etwas Öl zugeben) kurz anbraten, das Fleisch dazugeben und mit etwas Zucker und Salz abschmecken.

Dieses Gericht verbessert die Kondition und stärkt die Immunabwehr.

Das Sexualleben im Winter

In dieser Jahreszeit geht es vor allem um die Erhaltung der Nierenessenz. Da in der TCM zum Nierenfunktionskreis auch das urologische System und die Genitalien gerechnet werden, bedeutet Geschlechtsverkehr mit Ejakulation zugleich auch einen Verlust der Nierenessenz. Im *Klassiker der Inneren Medizin* (*Huangdi Neijing*) heißt es: »Wer im Winter seine Essenz nicht bewahrt, der wird im Frühjahr von Krankheiten befallen.« Wer im Winter die Säfte vergeudet, schwächt seinen Körper und öffnet dem Kälteübel Tür und Tor. Das schleicht sich im Winter in den Körper und richtet dort im Frühjahr bei aufsteigendem Yang Schaden an. Dies äußert sich, vor allem bei älteren Menschen, in Schwindel, Tinnitus, Gedächtnisschwäche, Kreuzschmerzen und porösen Knochen.

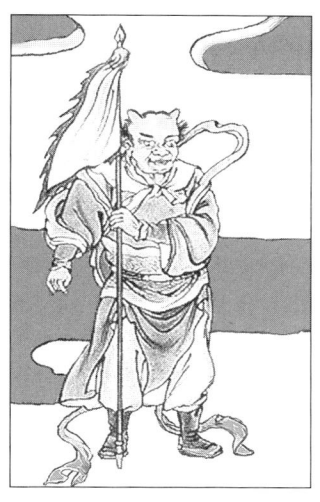

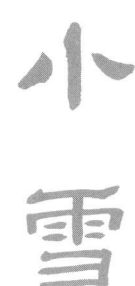

*Der Patron dieses Jahresabschnitts ist ein
Teufelchen in Soldatenuniform mit einer
Befehlsflagge. Er lässt es schneien.*

20. Jahresabschnitt XIAOXUE
Kleiner Schnee 22./23. November

Wenn es an XIAOXUE nicht schneit,
hat der Erntehelfer viel Zeit.

Die Lufttemperatur sinkt um XIAOXUE merklich ab und der erste
Schnee fällt. Die zehntausend Wesen büßen an Lebenskraft ein.
Himmel und Erde sind verschlossen und versinken in winterlicher
Starre. Mit diesem Bild beschreibt man in China den Winter und
die mit ihm verbundene Ruhephase der Lebenskräfte, die im Früh-
ling aufs Neue erwachen. In der bäuerlichen Gesellschaft war
dies die Zeit des Schlachtens und Haltbarmachens von Fleisch.
Traditionellerweise wurde das Fleisch mit Salz und verschiedenen
Gewürzen gebeizt und anschließend mit aromatischen Hölzern,
wie bei uns der Wacholderschinken, geräuchert.

Verhalten im Alltag

Die Tage sind jetzt kurz und dunkel, die Sonne lässt sich kaum blicken. Viele Menschen reagieren darauf mit Verstimmung; wer zu Depressionen neigt, ist in dieser Zeit besonders anfällig.

Depression aus der Sicht der TCM

Aus Sicht der TCM wird das menschliche Verhalten von sieben Emotionen gesteuert, als da sind: Freude, Wut, Kummer, Grübelei, Trauer, Angst und Schreckhaftigkeit. Sie alle sind normale Regungen des menschlichen Lebens und haben, wenn sie gemäßigt auftreten, keine krankhaften Folgen für den Betroffenen. Nur wenn ein Mensch zu plötzlich, im Übermaß oder zu lange von einer dieser Emotionen bestimmt wird, kann das seine Gesundheit schädigen, sodass die Funktionen von Qi und den Essenzen in den Organen empfindlich gestört werden. So schädigt etwa übermäßige Wut die Leber, zu heftige Freude verletzt das Herz, Grübelei schlägt sich auf die Milz, Kummer schadet der Lunge und Angst belastet die Nieren. Deshalb müssen vor allem anfällige Menschen jetzt auf die Ausgewogenheit ihrer Emotionen und die Ruhe des Geistes achten.

Im *Huangdi Neijing Su Wen*, einem der ältesten chinesischen Medizinklassiker, heißt es: »Man soll sich den Wandlungsphasen der Natur anpassen, um sich vor äußeren Übeln zu schützen; innerlich soll man Ruhe in Herz und Geist bewahren, damit die Emotionen ausgewogen sind. Nur dann können Körper und Geist im Einklang miteinander stehen.« Deshalb heißt es: Der Ruhige lebt lange, der Unruhige stirbt früh.

Die Bedeutung der Sonne für die geistige und körperliche Gesundheit ist sowohl in der chinesischen wie auch in der westlichen Kultur bekannt. Mittlerweile hat die moderne medizinische Forschung festgestellt, dass unter anderem der Botenstoff Serotonin im menschlichen Gehirn eine wichtige Rolle für die allgemeine Befindlichkeit spielt. Im Sommerhalbjahr ist der Serotoninspiegel am höchsten, da die Bildung dieses Stoffes mit der Sonneneinstrahlung in Verbindung steht. Im Winter sinkt er dementsprechend ab, was zu Schlafstörungen, Reizbarkeit, Pessimismus und Lebensüberdruss führen kann.

Ernährung

Auch durch die Ernährung kann man seine Stimmung aufhellen. Die chinesische Ernährungslehre empfiehlt hier Goldnadeln, das sind die getrockneten Blüten der Taglilie (*hemerocallis*) (siehe S. 109, auch für weitere Rezepte).

🍲 Stärkende Hühnersuppe mit Lilienblüten
1 Handvoll getrocknete Lilienblüten
200 g weißes Hühnerfleisch (Hühnerbrust)
3 große getrocknete Shiitake-Pilze (vorher einweichen)
fein gehackter Ingwer, Lauch und Knoblauch
etwas Reiswein und Salz

Die ganze Hühnerbrust in den Topf geben, zusammen mit Lauch, Ingwer und Knoblauch. Alles mit Wasser bedecken, aufkochen und bei schwacher Hitze weiterköcheln lassen. Die Pilze in Streifen schneiden. Das Einweichwasser der Suppe hinzufügen. Wenn die Hühnerbrust gar ist, das Fleisch mit der Hand in Streifen reißen und wieder in die Suppe geben. Mit den Pilzstreifen und Lilienblüten noch eine Zeit lang weiterkochen. Mit Reiswein und Salz abschmecken.

Lilienblüten enthalten 20-mal so viel Eisen wie Spinat und wirken daher blutbildend.

Übungen

✋ Partnermassage für launische Ehefrauen

Wenn die Frau grundlos verstimmt und reizbar ist, einen blassen Teint hat, schlecht schläft und unkonzentriert ist, dann ist es höchste Zeit für eine Partnermassage. Was wie schlichtes Händchenhalten aussieht, bekommt in der TCM eine tiefere medizinische Bedeutung. Genau in der Mitte der Handfläche befindet sich nämlich der *laogong*-Punkt (Arbeitspalast). Das vorsichtige Drücken und Massieren dieses Punktes vertreibt Müdigkeit und Lustlosigkeit und heitert auf. Am besten macht man sich diese Partnerübung, die man natürlich auch an sich selbst durchführen kann, zur regelmäßigen Gewohnheit am Morgen oder nach Feierabend.

Eine andere Methode bearbeitet Ober- und Unterarme der Frau. Der Partner hält mit der Linken ihr Handgelenk und knetet dann ihren Arm von oben nach unten kräftig durch. Dabei werden verschiedene Punkte des Herz-Meridians aktiviert. Man achte besonders auf schmerzende Stellen, denen man dann besondere Aufmerksamkeit widmen sollte. Dabei werden die Leitbahnen frei, das Nervensystem wird reguliert, der Kreislauf wird angeregt und der Geist beruhigt.

✋ Drei kleine Übungen für die kalte Jahreszeit

1.) Gitarre spielen: Mit dem beginnenden Winter leidet man häufig unter kalten Gliedmaßen, tauben Fingern und Schulterbeschwerden. Die folgende Übung, die man gut in den Alltag integrieren kann, schafft Abhilfe: Mehrmals täglich beide Hände locker schütteln als schlüge man eine Gitarre. Fördert die Durchblutung, den Qi-Fluss und die Beweglichkeit.

2.) Fußmassage auf dem Steinbett: Man nimmt einen großen, flachen Karton oder eine Plastikwanne (letztere mit Karton oder einem weichen Tuch auskleiden) und füllt den Boden mit glatten, runden Flusskieseln, die alle ungefähr pflaumengroß sein sollen. Damit kann man sich selbst einen »Gesundheitspfad« anlegen, wie er in China in vielen Parks zur Verfügung steht. Das Gehen auf den Steinen massiert gleichmäßig die Fußreflexzonen, fördert Durchblutung und den Qi-Fluss und hat den Effekt einer Ganzkörpermassage.

3.) Massage zur Vorbeugung gegen Grippe: Man kann diese Übung sowohl im Stehen wie im Sitzen durchführen. Der ganze Körper ist entspannt. Man reibt die beiden Handflächen so lange aneinander, bis sie heiß sind. Dann 64-mal mit den Handflächen im Gesicht auf und ab fahren. Anschließend mit den Fingern beider Hände vom Haaransatz bis zum Hinterkopf fahren, bis die Kopfhaut heiß wird. Jetzt mit der Handfläche die Fußsohlen beider Füße 64-mal kreisend massieren. Anschließend Brust, Bauch und Rücken mit den Händen abreiben, so als würde man sich ohne Wasser waschen, bis sich ein warmes, wohliges Gefühl ausbreitet.

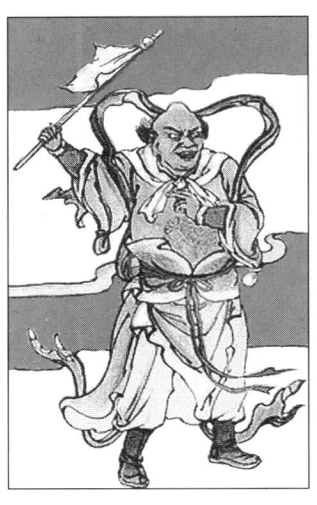

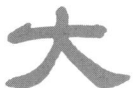

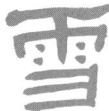

Der Patron dieses Jahresabschnitts ist ein Teufel in Soldatenuniform, der ebenfalls eine Fahne schwingt. Jetzt schneit es heftig.

21. Jahresabschnitt DAXUE
Großer Schnee 7./8. Dezember

Schläft der Weizen unter dreifacher Decke,
so werden Brotlaibe unsere Kopfkissen sein.

Die Bezeichnung Großer Schnee bezieht sich auf die Wetterverhältnisse in Nordchina, wo jetzt heftiger Schneefall einsetzt. Obwohl das Yin seinem Höhepunkt entgegengeht, spürt die Tierwelt bereits das wiedererwachende Yang. So beginnt zum Beispiel der Tiger mit der Paarung.

Verhalten im Alltag

Die Menschen tun in dieser Zeit gut daran, weiterhin dem Prinzip des *bu* zu folgen, also wärmende und stärkende Nahrungsmittel zu sich zu nehmen, zum Beispiel Lamm, Wild oder auch Maronen, sowie wärmende Gewürze (Chili, Knoblauch, Ingwer) und getrocknete Aprikosen. Äußerlich müssen vor allem der Kopf und die Füße warmgehalten werden. Über den unbedeckten Kopf verliert der Körper viel an Körperwärme; das »Nachheizen« nimmt viel Energie in Anspruch, was kurzzeitig die Immunabwehr schwächt. Auch kalte Füße können negative Folgen haben, neben der klassischen Erkältung vor allem Blasenschwäche oder Blasenentzündungen.

Ernährung

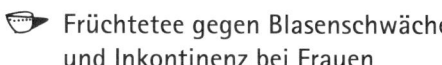 **Früchtetee gegen Blasenschwäche und Inkontinenz bei Frauen**

20 getrocknete Bocksdornbeeren
20 Rosinen
2 getrocknete rote Jujuba-Datteln
1 getrocknete Aprikose
2 Walnusskerne
2 getrocknete Drachenaugen (Longan-Füchte, *dimocarpus longan*)

Bocksdornbeeren, Jujuba-Datteln und Longan-Früchte sind im Chinaladen erhältlich.

Alle Zutaten in einen Becher geben und mit kochendem Wasser überbrühen, einige Zeit ziehen lassen, den Sud trinken und die Früchte essen.

Einen ähnlichen Effekt haben auch Walnüsse, die die Nieren erwärmen. Man röstet sie in einer trockenen Pfanne mit etwas Salz an. Dann nimmt man morgens nach dem Aufstehen und abends vor dem Schlafen 3 bis 5 davon, zerkaut sie lange und ausgiebig und spült mit einem Schluck Schnaps oder Reiswein hinunter.

Edelkastanien oder Maronen zur Stärkung im Winter

Maronen oder Esskastanien (*lizi* oder *banli*, bzw. *castanea sativa*) sind auch in China beliebte Winterfrüchte, die vor allem getrocknet angeboten werden. Sie dienen der Stärkung, denn sie sind reich an Stärke und Eiweiß, Traubenzucker, den Vitaminen B_1, B_2 sowie Kalzium, Phosphor, Eisen, Magnesium, Bor und Zink. Ihre thermische Qualität ist »warm«, sie stärken nach chinesischem Verständnis Magen, Milz und Niere und unterstützen den Qi-Fluss. Zugleich beleben sie das Blut und kräftigen Sehnen und Knochen.

Oft verspürt man in dieser Jahreszeit eine gewisse Kraftlosigkeit und spricht davon, »weiche Knie« zu haben; dies ist ein Zeichen für Schwäche im Funktionskreis der Niere, eine typische Wintererscheinung, bei der Maronen Abhilfe schaffen können. Ob Sie die nahrhaften Früchte nun geröstet am Stand kaufen, eine Gans oder Ente damit füllen, eine köstliche Nachspeise daraus herstellen oder das folgende Rezept ausprobieren: Sie werden in jedem Fall Ihrer Gesundheit und Ihrem Gaumen damit etwas Gutes tun.

Alten Menschen wird empfohlen, morgens und abends einige Früchte roh gut zu kauen. Das behebt Qi-Mangel in der Niere, Kreuzschmerzen und weiche Knie.

In China werden sogar die Maronenschalen medizinisch genutzt, und zwar als Heilmittel für Diabetiker: 50 g Maronenschalen in etwa einem halben Liter Wasser auskochen und den Sud als Tagesdosis in drei Portionen trinken.

🍲 Geschmortes Maronenhuhn

400 g Hühnerfleisch (entbeint und enthäutet)
200 g gegarte Maronen ohne Schale und Haut
4 ganze Frühlingszwiebeln
2 Scheiben frischer Ingwer
3 EL helle Sojasoße

1 EL Zucker
2 EL Reiswein oder Sherry
2 TL Speisestärke
Salz
1 Tasse Brühe
2 EL Speiseöl

Das Hühnerfleisch in kastaniengroße Würfel schneiden. Mit Salz und der Stärke vermischen. Die Frühlingszwiebeln in 3 cm lange Abschnitte schneiden. Das Öl in einer Pfanne oder einem Wok erhitzen. Das Fleisch, die Frühlingszwiebeln und den Ingwer dazugeben und alles unter Rühren anbraten. Dann die Sojasoße, den Reiswein und den Zucker zusammen mit den vorgegarten Maronen dazugeben. Mit der Brühe angießen, alles gut vermengen und aufkochen lassen. Danach die Hitze drosseln und bei geschlossenem Deckel noch 8 bis 10 Minuten schmoren.

Weitere Maronen-Rezepte siehe S. 110 und 130.

Übungen

✍ Übung gegen Inkontinenz und Blasenschwäche

Aufrecht und entspannt sitzen und die Aufmerksamkeit auf den Dammpunkt richten (*huiyin*, Zusammenkunft des Yin, in der Mitte des Damms zwischen Genitalien und After). 24-mal tief und natürlich durchatmen. Dann das linke Bein heben und den Fuß auf dem rechten Knie ablegen und 36-mal tief, lang, gleichmäßig und sanft durchatmen. Das linke Bein zurückstellen, den rechten Fuß auf dem linken Knie ablegen und die Übung wiederholen.

Durch diese Übung wird der *kunlun*-Punkt (außen auf der Mitte zwischen Achillessehne und Knöchel) des Blasenmeridians und der benachbarte *taixi*-Punkt (Mächtiger Wasserlauf) auf dem Nierenmeridian stimuliert.

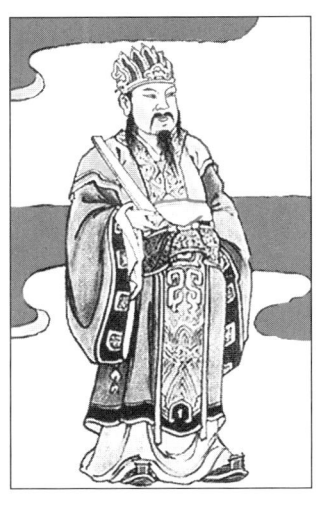
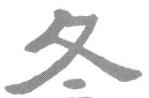
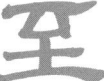

Der Patron dieses Jahresabschnitts ist eine fürstliche Gestalt. Er trägt eine Tafel mit kaiserlichem Edikt, das die Wintersonnenwende markiert.

22. Jahresabschnitt DONGZHI
Wintersonnenwende 22./23. Dezember

Haben wir das DONGZHI-Mahl gegessen, so wächst der Tag täglich einen Faden breit.

Am Tag der Wintersonnenwende steht die Sonne im rechten Winkel über dem südlichen Wendekreis. Auf der nördlichen Erdhalbkugel ist dann der kürzeste Tag und die längste Nacht.

Dieser Jahresabschnitt gilt als der wichtigste unter allen 24 *jieqi*. An DONGZHI wurde nämlich im chinesischen Altertum der Beginn des neuen Jahres gefeiert. Wie in nahezu allen frühen Hochkulturen wurden auch in China mit Hilfe einfacher Schattenstäbe (Gnomon) die Sonnwenden und Tagundnachtgleichen bestimmt. In der Antike wurde das Neujahr nach dem solaren Kalender berechnet und auf den Tag mit dem längsten Schatten gelegt.

Da der Einfallswinkel der Sonne für die Landwirtschaft von wesentlich größerer Bedeutung war als der Mondzyklus, heißt es in ländlichen Gebieten noch heute: *dongzhi da runian*, »Dongzhi ist genauso wichtig wie Neujahr«, womit das nach dem Mondkalender berechnete Neujahr im Januar/Februar gemeint ist.

Im chinesischen Kaiserreich wurden an diesem Tag dem Himmel Opfer dargebracht, um eine gute Ernte zu sichern. In Peking hat man zu diesem Zweck den imposanten Himmelstempel errichtet. Um diese Zeit ist das Yin am stärksten, zugleich beginnt nun aber das Yang wieder zu wachsen. Nach der Yin-Yang-Lehre wird das Yang dem Himmel zugeordnet. Durch die Opferzeremonie im Himmelstempel wollte man das Yang in seinem Wachstum stärken und fördern.

Das klassische DONGZHI-Mahl besteht im Norden aus *jiaozi*, den beliebten mit Fleisch gefüllten Teigtäschchen. Der Ursprung dieses Gerichts geht auf den Arzt Zhang Zhongjing aus dem 2. nachchristlichen Jahrhundert zurück. Die im Winter hungernde und frierende Bevölkerung tat ihm leid, und kraft seines Amtes als kaiserlicher Beamter organisierte er am DONGZHI-Tag eine Armenspeisung. Sie bestand aus einer kräftigen Brühe mit wärmenden Zutaten wie Hammelfleisch, Chilischoten und Heilkräutern und sollte vor allem die Frostschäden an den Ohren heilen. Nachdem die Menschen diese Brühe getrunken hatten, hackten sie anschließend die Suppeneinlagen klein und wickelten sie in Teig, sodass flache Gebilde entstanden, die unseren Maultaschen verwandt sind. Sie hatten die Form menschlicher Ohren und wurden deshalb *jiaoer*, »zarte Ohren«, genannt. Brauch und Name haben sich bis heute erhalten. Abgesehen von dieser Armenspeisung schenkte man alten Menschen an diesem Tag warme Schuhe und Socken, damit sie gut über den Winter kamen.

Im Süden isst man statt der *jiaozi* meist *wuntun*, die ebenfalls in heißer Brühe serviert werden, oder auch die süßen, mit Sesam oder Bohnenpaste gefüllten Klebreisbällchen.

In der Umgebung von Kanton gibt es den Brauch, von den süßen Klebreisbällchen etwas den Ratten oder Feldmäusen abzugeben. Das hat seinen Grund in folgender Geschichte: Angeblich sollen die Mäuse den Menschen das Saatgut für ihr Getreide von weit her gebracht haben. Die Menschen pflanzten und ernteten und ließen immer einen Rest Körner für die Mäuse zurück. Doch später wurden sie gieriger und ernteten stets alles komplett ab. Da beschwerten sich die Mäuse bei der Göttin Guanyin, die sie daraufhin mit scharfen Zähnen ausstattete und ihnen riet, in die Wohnungen der Menschen umzuziehen. Seither sind die Mäuse und Ratten zur Plage für die Menschheit geworden, die damit für ihren eigenen Geiz bezahlt.

Verhalten im Alltag

 Von nun an beginnt das Yang wieder zu wachsen. In der Gesundheitspflege ist das der richtige Moment, um sich zu stärken; DONGZHI gilt als der entscheidende Jahresabschnitt für die Gesundheitserhaltung. Dies verdeutlicht auch das ihm zugeordnete Hexagramm. Fünf durchbrochene Striche versinnbildlichen das Yin, ein durchgezogener das beginnende Yang.

Das wachsende Yang ist einem Embryo im Mutterleib oder einem Pflanzenkeimling vergleichbar. Beide brauchen besonders sorgfältige Pflege, um gut gedeihen zu können. Nur wenn der Körper über genügend Yang-Qi verfügt, ist der Mensch in der Lage, Krankheiten abzuwehren und lange zu leben.

Gesundheitsvorsorge im mittleren Alter

Vor allem der Mensch ab 30 sollte in diesem Jahresabschnitt auf seine Gesundheit achten. Er gleicht der Sonne, die im Zenit steht. Er befindet sich auf dem Höhepunkt seiner Kraft und Leistungsfähigkeit, sollte sich aber gleichzeitig gut auf die Zukunft vorbereiten. Die sieht nach dem *Klassiker der Inneren Medizin* (*Huangdi Neijing*) folgendermaßen aus:

Mit 30 haben sich die Organe stabilisiert, die Muskeln sind fest, Blutgefäße und Leitbahnen sind gefüllt. Deshalb hat man Freude an Bewegung.

Mit 40 herrscht Harmonie in den Organen und den zwölf Leitbahnen. Die Zahl der Muskelfasern nimmt ab, unsere blühende Erscheinung ebenfalls. Die Haare fangen an grau zu werden und wir bevorzugen das Sitzen.

Mit 50 schwindet das Leber-Qi. Der Leberlappen wird dünner, der Gallensaft nimmt ab, die Sehkraft lässt nach.

Mit 60 schwindet das Herz-Qi. Wir leiden an Kummer und Traurigkeit. Das Blut und das Qi werden träge, deshalb bevorzugen wir das Liegen.

Mit 70 schwindet das Milz-Qi. Die Haut wird fahl und trocken.

Mit 80 schwindet das Lungen-Qi. Der Geist macht sich davon, wir sprechen wirr und undeutlich.

Diese Betrachtungen stammen aus dem in vorchristlicher Zeit kompilierten Medizinklassiker, als die Lebenserwartung des Menschen noch wesentlich geringer war. Heutzutage sind unsere Aussichten für das Alter deutlich besser. Dennoch können die Maßnahmen, die die chinesische Medizin als Generalüberholung (*da xiuli*) für diesen Jahresabschnitt empfiehlt, auch heute hilfreich sein.

Die geistige Einstimmung: Mit fortschreitendem Alter sollte man sich nicht hetzen, sich mit Einschränkungen abfinden, sich zurücknehmen und innerlich loslassen. Nur wenn man sich von diesen Zwängen befreit, können die Organe ihren Aufgaben gut nachkommen. Man ist sich selbst der beste Arzt.

Auch das Sexualverhalten sollte dem Alter angepasst werden. Früher galt in China die Regel, mit 30 alle 8 Tage Verkehr zu haben, mit 40 alle 16 Tage, mit 50 alle 20 Tage. Dem, der sich daran hielt, versprachen die Medizinklassiker ein langes Leben.

Im Winter ist Bewegung großgeschrieben. Eine Spruchweisheit besagt: Wer sich im Winter einmal mehr bewegt, muss eine Tasse bittere Medizin weniger trinken.

Die Ernährung sollte den Prinzipien des Wärmens und Stärkens (*bu*) folgen. Noch ist das Yin stark und dominiert das Yang (siehe Hexagramm). Deshalb soll die Ernährung das Yang unterstützen und Yin hemmen.

Bu wird häufig mit »nahrhaft« übersetzt und man versteht darunter lediglich kalorienreiche, kräftigende Nahrung. Das ist jedoch nur die eine Seite. In China versteht man darunter zugleich die wärmende und potenzsteigernde Qualität der Nahrung. In einem erweiterten Verständnis bedeutet es aber auch Anpassung und Mäßigung. Man sollte also weder übertreiben noch zu einseitig auf Stärkung und Schonung bedacht sein.

Übungen

Rückkehr zum Frühling mit Ohrenreiben

Wie die Anekdoten um das DONGZHI-Fest bereits erkennen lassen, leiden die Ohren ganz besonders unter der jetzt einsetzenden Kälte. Auf ihnen sind wichtige Reizpunkte versammelt, weshalb man durch eine gezielte Ohrenmassage positiven Einfluss auf das gesamte Körpergeschehen nehmen kann.

Schulterbreit und entspannt dastehen, beide Arme hängen locker an den Seiten herab. Die Handflächen zeigen nach innen und die Spitze des Mittelfingers berührt automatisch den *fengshi*-Punkt am äußeren Oberschenkel. Der Kopf scheint am Scheitelpunkt an einem imaginären Faden aufgehängt. Die Zungenspitze liegt locker gegen den Obergaumen. Den Beckenboden anspannen. Störende Gedanken werden verbannt.

Jetzt reibt man beide Handflächen gegeneinander, bis sie heiß sind. Die heißen Handflächen auf die Ohren und die sie umgebende Haut auflegen und anschließend Ohrmuscheln und Ohrläppchen kräftig durchkneten.

Dann beide Zeigefinger in die Ohren stecken und den Gehörgang verschließen. Mit einer plötzlichen Bewegung wieder öffnen. Sechsmal wiederholen. Hilft bei Tinnitus, Ohrenschmerzen und Qi-Mangel in den Nieren.

✌ Übung bei Heiserkeit und Kehlkopfentzündung

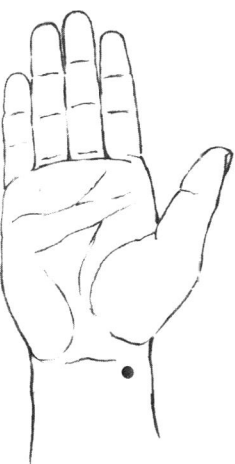

Beine schulterbreit, gerade sitzen, Ober- und Unterschenkel bilden einen rechten Winkel, der Körper ist entspannt. Zunächst mit dem linken Daumen den *yinchi*-Punkt (Yin-Teich) am rechten Innenarm drücken. Dieser liegt daumenseits knapp zwei Fingerbreit unterhalb der Handwurzelbeuge.

Mit dem rechten Daumen den entsprechenden Punkt am linken Innenarm drücken. Abends und morgens jeweils 108-mal ausführen.

Ernährung

🥄 Lamm-Rettich-Eintopf

Dieses Gericht war einst eines der traditionellen DONGZHI-Gerichte am chinesischen Kaiserhof.

500 g weißer Rettich
250 g Lammfleisch
1 dicke Scheibe Ingwer
Reiswein oder Sherry
Salz

Den Rettich waschen, schälen und in Würfel von etwa 3 cm Seitenlänge schneiden, ebenso das Lammfleisch. Ausreichend Wasser in einem Topf zum Kochen bringen und die Lammwürfel und den Ingwer darin kurz aufkochen. Gegebenenfalls mit einem Schaumlöffel abschäumen. Wenn die Fleischwürfel etwa zur Hälfte gar sind, den Rettich dazugeben und so lange weiterkochen, bis alles weich ist. Wer mag, kann mit gehacktem Koriandergrün dekorieren.

Dieses Gericht begünstigt das Qi, stärkt und wärmt die Mitte und den Unterleib. Hilft Menschen mit Kreuzschmerzen, kraftlosen Knien und allgemeiner Abgeschlagenheit, stärkt die Potenz und ist besonders gut für Menschen mit Kälte in Milz und Magen.

👉 Gefüllte Teigtäschchen – *jiaozi*
Man spart sich viel Zeit und Mühe, wenn man die runden Teigplatten gleich fertig kauft. Sie sind in jedem Chinaladen im Tiefkühlfach zu finden. Man sollte sie langsam auftauen und sofort in ein feuchtes Küchenhandtuch einschlagen, damit sie nicht austrocknen.

Füllung: (für ca. 50 Täschchen)
250 g Hackfleisch, gemischt oder vom Schwein
1 Chinakohl-Herz (ca. 200 g)
1 Scheibe Ingwer
2 Frühlingszwiebeln
1/2 TL Salz
2 TL Sesamöl
1 EL Speiseöl
1 EL helle Sojasoße
weißer Pfeffer
Glutamat (falls erwünscht)
Für den Dipp:
Sojasoße, Reisessig und Chiliöl nach Belieben

Den Kohl waschen und die Blätter auseinandernehmen. Dann stapelt man sie übereinander und schneidet sie quer zur Faser in sehr feine Streifen, diese dann fein hacken. Ingwer und Frühlingszwiebeln ebenfalls fein hacken. Zusammen mit dem Hackfleisch wird alles in eine große Schüssel gegeben und mit Salz, Sojasoße, Speise- und Sesamöl, Pfeffer und eventuell einer Prise Glutamat kräftig durchgerührt – am besten mit der Hand –, bis eine gleichmäßige Masse entsteht. Die Füllung beiseitestellen.

Jetzt werden die feucht bedeckten Teigplättchen bereitgestellt. Man gibt einen gehäuften TL der Füllung in die Mitte einer Teigplatte, klappt sie zusammen und drückt den Teig zunächst oben, dann an den beiden Seiten fest zu (bei Bedarf etwas anfeuchten). Damit das Teigtäschchen kein flacher Ravioli wird, muss der Teig an den jetzt noch offenen Stellen einen »Abnäher« bekommen, damit sich eine Tüte bildet. Das Täschchen muss unbedingt gut verschlossen sein, sonst bekommt man Hackfleischsuppe.

Inzwischen hat man einen großen Topf mit Wasser zum Kochen gebracht und setzt die *Jiaozi* vorsichtig portionsweise (ca. 20 Stück je nach Topfgröße) in das Wasser, lässt sie einmal aufkochen und reduziert dann die Hitze. Die Täschchen sind nun an die Oberfläche gestiegen und müssen hier noch ein paar Minuten bei schwacher Hitze köcheln. Wenn die Füllung durchgegart ist, nimmt man die *Jiaozi* mit einem Schaumlöffel heraus und lässt sie gut abtropfen.

Auf einem Teller ausgelegt (nicht übereinander stapeln!) servieren und sofort verzehren. Dazu taucht man sie in eine Mischung aus Sojasoße und Reisessig. Wer Scharfes liebt, kann noch Chiliöl oder -paste hinzugeben.

Sollten noch Teigtäschchen übrigbleiben, kann man sie einfrieren oder am nächsten Tag in der Pfanne mit etwas Öl goldgelb ausbraten. Dann schmecken sie fast noch besser als am Vortag.

Auch ein *Jiaozi*-Essen endet in China traditionellerweise mit einer Suppe. Diese besteht lediglich aus dem Kochwasser der Teigtäschchen, von dem abschließend eine Schale heiß getrunken wird. Was für den Westler fade und langweilig schmecken mag, beschließt für den Chinesen das Mahl und klärt den Gaumen. Man folgt dabei dem Grundsatz *yuantang hua yuanshi*, »die Speise soll in ihrer eigenen Suppe verdaut werden«.

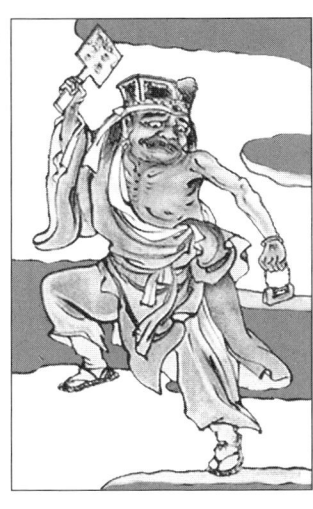

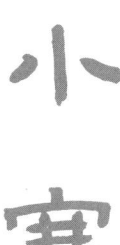

Der Patron dieses Jahresabschnitts ist ein Teufel aus der Unterwelt, der mit Kette und Schloss, die Todgeweihten holt. Auf seiner Tafel ist der Name des Opfers verzeichnet.

23. Jahresabschnitt XIAOHAN
Kleine Kälte 6./7. Januar

Mit der Kleinen Kälte beginnt der kälteste Teil des Winters. Dies ist die Zeit, wo einem dem Sprichwort nach »die Münzen vor Kälte aus der Hand fallen«. Die landwirtschaftliche Tätigkeit ruht, und die Menschen beginnen mit den Vorbereitungen fürs Neujahrsfest; damit ist das heute nach dem Mondkalender gefeierte Neujahrs- oder Frühlingsfest gemeint, das am ersten Tag des Neumonds nach DAHAN (Große Kälte) stattfindet. Es kann in den Januar oder Februar fallen.

Die Elstern – in China Glücksvögel, deren Ruf ein positives Ereignis ankündigt – beginnen bereits mit dem Nestbau, da sie das Wachsen des Yang spüren; bei den Fasanen setzt die Balz ein.

Traditionellerweise wird am 8. Tag (*chuba*) des 12. Mondmonats (*layue*) der *labazhou* genannte Reisbrei zubereitet. Sein Rezept geht auf eine buddhistische Legende zurück. Der buddhistische Religionsgründer Schakjamuni lebte, bevor er die Erleuchtung erlangte, als wandernder Asket. Eines Tages brach er, von Hunger und Hitze erschöpft, zusammen. Eine Hirtin rettete ihn, indem sie ihm ihre Verpflegung überließ, ein Brei aus Klebreis, verschiedenen Hülsenfrüchten und Beeren. Dieser Tag wurde daraufhin zu einem buddhistischen Gedenktag, der in den Klöstern mit der Zubereitung dieses Breis begangen wurde. So wurde zum Beispiel in einem der buddhistischen Haupttempel Chinas, dem Lamatempel in Peking (*Yonghegong*), am Vorabend in einem riesigen Kessel *labazhou* gekocht. Die erste Portion wurde von einem reitenden Boten in den Kaiserpalast gebracht, dann assen die Äbte und Mönche und der Rest wurde an die Armen verteilt.

🥄 Labazhou – Süßer Reisbrei

1 Schale Klebreis (im Chinaladen, *nuomi*)
100 g rote Bohnen (*hongdou*)
30 g getrocknete Lotoskerne
30 g getrocknete Jujuba-Datteln
30 g Rosinen
30 g getrocknete Erdnüsse (nicht geröstet und nicht gesalzen!)
2 gehäufte EL Pinienkerne
10 gekochte Maronen
Zucker nach Belieben

Die roten Bohnen mindestens 4 Stunden vor der Zubereitung einweichen, dann in reichlich Wasser 15 Minuten kochen. Währenddessen die anderen Zutaten waschen, hinzugeben und auf kleiner Flamme 45 Minuten weiterköcheln. Mit Zucker süßen und warm servieren.

In Nordchina wird an diesem Tag Knoblauch in Reisessig eingelegt. Dieser ist, regelmäßig gegessen, zugleich eine gute Vorbeugung gegen die Erkältungskrankheiten des beginnenden Frühjahrs.

Labasuan – Eingelegter Knoblauch

500 g Knoblauch (ca. 10 Knollen)
800 ml dunkler Reisessig (z. B. Zhenjiang Essig, im Chinaladen)

Den Knoblauch in Zehen zerteilen und enthäuten. Die Zehen in Schraubgläser geben und mit dem Reisessig übergießen. Vorsicht, die Gläser nicht randvoll machen, da sich Gärgase bilden können. Fest verschließen und mindestens einen Monat stehen lassen. Im Verlauf der Prozedur kann eine spektakuläre neongrüne Färbung auftreten, die dann aber leider wieder verschwindet. Die Zehen als Appetithappen vor den Mahlzeiten essen. Den Essig können Sie zum Anmachen von Salaten verwenden, allerdings besser nicht vor Zahnarztbesuchen oder Chorproben.

Die eingelegten Knoblauchzehen sind ein wirksamer Schutz gegen Erkältungskrankheiten, auch bei Gastritis erzielt man damit gute Heilerfolge.

Übungen

Auch in unseren Breiten ist es Anfang Januar oft empfindlich kalt. Darunter leiden vor allem die Extremitäten. Um zu vermeiden, dass uns tatsächlich das Geld aus den klammen Fingern fällt, gibt es eine simple und jederzeit durchführbare Übung:

Händereiben

Beide Hände so ineinander verschränken, dass die »Tigerrachen« – die Kerbe zwischen Daumen und Zeigefinger (hier liegen die Vereinigten Täler, *hegu*, ein wichtiger Punkt zur Behandlung von Erkältungskrankheiten, s. S. 33) – aneinanderliegen. Dann die Hände kräftig reiben, sodass auch der Handrücken und die Außenseite der Finger berührt werden. Sie werden merken, dass dabei die Hände nicht nur warm, sondern tatsächlich heiß werden und sich der Kopf klärt. Auch für Menschen, die nicht in der Kälte, sondern in geschlossenen Räumen arbeiten, ist diese

Übung sinnvoll. Sie regt Blutkreislauf und Stoffwechsel an und beugt Erkältungskrankheiten vor.

☝ Fingerspiele zur geistigen Wachheit

Die Durchblutung im Kopf können wir anregen, indem wir folgende leichte Übungen immer wieder einmal durchführen:

1.) Die zehn Finger im Reißverschlussverfahren ineinander verschränken wie beim Gebet. Dann die Arme waagrecht vor der Brust auseinander ziehen und ruckartig die Finger lösen. Damit werden die Seiten der Finger massiert, an denen wichtige Leitbahnen verlaufen. 20-mal hintereinander üben.
2.) Regelmäßig die Spitzen der Mittelfinger massieren. Hier liegt die »Mittlere große Straße« (*zhongchong*), die auch ein wichtiger Notfallpunkt ist.
3.) Mit der Spitze eines Kugelschreibers oder einem Fingernagel den *laogong*-Punkt (»Mitte des Handtellers«) reizen. Er liegt da, wo die Spitze des Mittelfingers aufkommt, wenn wir die Finger krümmen. Er gehört, wie der *zhongchong*, zum Funktionskreis Herzbeutel, der unter anderem für die Emotionen zuständig ist.
4.) Auch das Spiel mit den Qi-Gong-Kugeln ist in diesem Zusammenhang hilfreich. Es dient der allgemeinen Beweglichkeit und belebt das Großhirn. Entsprechende Übungen siehe S. 86.

☝ Einfache Hilfe bei Kreuzschmerzen

Probleme mit der Hals- und Lendenwirbelsäule verschlimmern sich häufig in der kalten Jahreszeit. Hier weiß die TCM einfache Abhilfe: das Gehen in Schlangenlinien. Patienten berichten, dass sie damit von hartnäckigen Beschwerden befreit wurden. Allerdings bedarf es dazu der Ausdauer. Wer die Übung auf einer wenig belebten Straße oder im Park durchführen kann, sollte in Schlangenlinien jeweils 3 bis 4 Schritte nach links und dann nach rechts machen und dabei möglichst rasch gehen. Wer diese Möglichkeit nicht hat oder abends vor dem Fernseher üben will, kann im Wohnzimmer Achten gehen. Allerdings schreibt die Übung vor, dass man auf diese Weise jeweils 2 bis 3 Kilometer zurücklegen soll und das über mehrere Monate. Nur so können Sie Ihre eingefahrenen Bewegungsmuster nachhaltig verändern.

In China, wo viele Menschen Übungen wie das Schlangenlinien- oder Rückwärtsgehen in Parks und öffentlichen Anlagen betreiben, fällt solches Verhalten kaum auf. Hierzulande wird man dafür leider schnell mit Stirnrunzeln oder abschätzigen Kommentaren bedacht.

Viel Unverständnis weckt bei uns auch die folgende Übung des Wadenklopfens während des Gehens: Das Körpergewicht wird auf ein Bein verlagert. Mit dem Fußrücken des anderen Beins klopft man gegen die Wade. Dann gegengleich üben, jeweils 80- bis 100-mal. Hier liegen zwei Punkte des Blasenmeridians, *chengjin* (Stütze des Bewegungsapparates) und *chengshan* (Stütze des Berges), deren Aktivierung Verspannungen in der Lenden- und Rückenmuskulatur löst und Schmerzen in Lenden und Beinen lindert.

Ein weiterer positiver Effekt ist die der »Venenpumpe«. Durch das Klopfen regen wir die Blutzirkulation an. Damit wird der Rückfluss des Blutes über die Venen verstärkt und beschleunigt. Wir unterstützen die Herzfunktion, sorgen für bessere Versorgung in den Kapillargefäßen und eine Erwärmung der Beine. Diese allgemein nützliche Übung wird besonders empfohlen bei Wadenkrämpfen, schmerzenden Beinknochen und beim »alten Frostbein« (siehe S. 146).

Ernährung

Im Winter isst man vermehrt fette, kalorienreiche und scharfe Nahrung, bewegt sich wenig und ist der trockenen Heizungsluft ausgesetzt. Das führt – vor allem bei jungen Menschen – häufig zu Akne. Hier einige Rezepte, die die Haut klären und Pickel vertreiben.

☞ Dreistreifengemüse

5–6 mittelgroße, getrocknete Shiitake-Pilze
1 Karotte
1 mittelgroße grüne Paprika
2 EL Speiseöl
1/2 TL Zucker
2 EL Reiswein oder Sherry
Salz
Speisestärke
etwas Brühe
Sesamöl

Die Shiitake-Pilze in wenig lauwarmem Wasser einweichen. Wenn sie weich sind, ausdrücken und in feine Streifen schneiden; das Wasser beiseitestellen. Paprika und Karotte waschen und ebenfalls in sehr feine Streifen schneiden. Speiseöl in Pfanne oder Wok erhitzen, alle Gemüse gemeinsam pfannenrühren; Zucker, Salz und Kochwein hinzugeben, kurz weiterbraten. Dann mit der Brühe und dem Pilzwasser angießen und kochen, bis alles weich ist. Mit gelöster Speisestärke leicht andicken. In der Pfanne mit einigen Tropfen Sesamöl beträufeln und servieren.

Dieses Gericht stärkt die Milz, löst Stauungen auf und benetzt.

☞ Brokkoli mit Rindfleisch

350 g Brokkoli
150 g zartes Rindfleisch
1 Karotte
1 EL Reiswein oder Sherry
1 TL fein gehackter Knoblauch
1 TL fein gehackter Ingwer
1 EL helle Sojasoße
1/2 TL Zucker
Salz
Speiseöl

Das Fleisch gegen die Faser in sehr dünne Scheiben schneiden. Die Scheiben mit Kochwein und Sojasoße eine Viertelstunde marinieren. Währenddessen den Brokkoli waschen, in kleine Röschen zerteilen und den geschälten Strunk in Scheiben schneiden. Den vorbereiteten Brokkoli kurz in Salzwasser blanchieren und mit kaltem Wasser abschrecken. Die Karotte in dünne Scheiben schneiden.

Ausreichend Öl in Pfanne oder Wok erhitzen und das Rindfleisch unter Pfannenrühren kurz anbraten und dann beiseitestellen. Wieder etwas Öl erhitzen und Knoblauch, Ingwer und Karottenscheiben ebenfalls kurz anbraten und etwas später den Brokkoli hinzugeben. Pfannenrühren, bis alles weich ist, mit Zucker und Salz abschmecken. Dann das Rindfleisch hinzugeben und gemeinsam kurz braten.

Dieses Gericht klärt die Haut und beugt Akne vor.

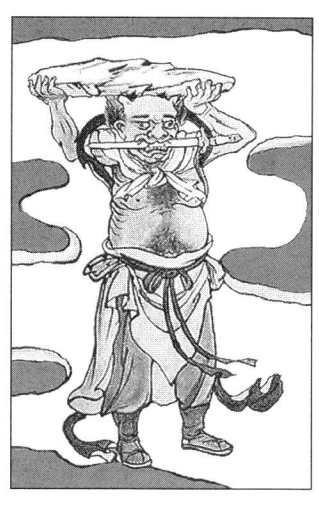

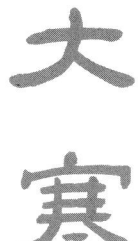

Der Patron dieses Jahresabschnitts ist ein gestiefelter Teufel, der einen Eisblock balanciert und zwischen den Zähnen ein Messer hält, das die schneidende Kälte symbolisiert.

24. Jahresabschnitt DAHAN
Große Kälte 20./21. Januar

Der Abschnitt Große Kälte ist der letzte des Jahreslaufs. Mit dem *Dahan*-Fest beginnen die Neujahrsvorbereitungen, der gesamte Abschnitt steht im Zeichen geschäftiger Vorfreude. Vor allem auf dem Land ist jetzt die Zeit des alljährlichen Großputzes. Der Küchengott, der seinen kleinen Altar in der Küche hat und dort das Geschehen beaufsichtigt, verlässt am 23. Tag des 12. Mondmonats seinen angestammten Platz, um dem Jadekaiser Bericht zu erstatten. Daher versucht jede Familie, sich besonders gut aufzuführen und alles sauber zu machen, um im Himmel einen guten Eindruck zu hinterlassen. Vor seiner Abreise stellt man Opfergaben vor den Altar: Süßigkeiten, Wasser, Heu und eine Bohnensorte, die Pferde gerne fressen. Der extrem pappige Malzzucker soll dem Küchengott den Mund verkleben, sodass er nichts

Schlechtes berichten kann; Wasser, Heu und Pferdebohnen sind seinem Reittier zugedacht, das ihn in den Himmel trägt. Sind die beiden dann abgereist, so tanzen zu Hause die sprichwörtlichen Mäuse auf dem Tisch. Einige Tage lang ist der Haushalt ohne Aufsicht, dies ist die Zeit ausgelassenen Feierns – häufig finden um diese Zeit Hochzeiten statt.

Bis zum Neujahrsfest, dem wichtigsten Fest des Jahreskreises, das am ersten Neumond nach DAHAN stattfindet, hat man noch eine Woche Zeit, die mit Einkaufen und Vorkochen verbracht wird. Da es Unglück bringt, in den Neujahrstagen zu kochen, und da die Bediensteten dann ihren Jahresurlaub bekommen, werden die typischen Neujahrsgerichte schon jetzt vorbereitet. Früher kam den Menschen dazu die große Kälte als natürlicher Eisschrank zu Hilfe. Teigtäschchen, Dampfbrote, Tofu sowie Fleisch und Fisch wurden im Freien tiefgefroren und an den Feiertagen wieder aufgetaut.

Wohnung und Stall wurden gründlich gereinigt und frisch getüncht. Scherenschnitte an den Fenstern, Neujahrssprüche an den Türen und bunte Holzdrucke schmückten die Wände und sollten den Bewohnern Glück bringen.

Zum Neujahrsfest kommt auch heute noch die ganze Familie zusammen. Am Nachmittag des Silvestertags geht man gemeinsam in den Ahnentempel und gedenkt der Verstorbenen. Im Mittelpunkt des Silvesterabends, an dem das alte Jahr verabschiedet wird, steht das gemeinsame Festessen. Im Norden gibt es traditionellerweise *jiaozi* (Vgl. Kap. DONGZHI, S. 168) sowie viele andere Gerichte, die glückverheißende Namen haben. So erinnert zum Beispiel die Aussprache des Zeichens *yu* (Fisch) an das gleichlautende *yu* (Rest, Überschuss). Man darf daher den servierten Fisch niemals ganz aufessen, damit es auch im nächsten Jahr »Überschuss« gibt. Die mit ihren neuen Kleidern herausgeputzten Kinder werden von den Erwachsenen mit roten Umschlägen beschenkt, in denen Geldscheine stecken. Um Mitternacht werden, wie bei uns, Knallkörper gezündet, um das neue Jahr zu begrüßen. In China hält dieser Begrüßungssalut allerdings meist bis in die frühen Morgenstunden an.

Ernährung

Feuertopf – *huoguo*

Ein beliebtes Wintergericht, das dem Geist dieser familiären Zusammenkunft entspricht, ist der Feuertopf *huoguo*. Sein Ursprung liegt in der mongolischen Hirtenkultur, da vorwiegend Hammel- bzw. Lammfleisch verwendet wird. Die Zubereitung gleicht unserem Fondue, wobei die verschiedenen Zutaten in einem Topf kochender Brühe am Tisch gegart werden. Der klassische Feuertopf ist aus Messing und wird, wie der Name sagt, mit glühender Holzkohle geheizt. Für den Hausgebrauch empfiehlt sich eine elektrische Heizplatte und ein Kochtopf.

Beim Feuertopf bereitet der Gastgeber sowohl die Brühe als auch die Zutaten im Voraus vor, das Kochen übernimmt jeder Gast selbst, was das Gericht zu einem geselligen Beisammensein werden lässt: Man meint, wie in alten Zeiten ums Lagerfeuer zu sitzen.

Am besten kaufen Sie eine ganze Lammkeule, die Sie vom Metzger von den Knochen lösen lassen (Letzteren unbedingt einpacken lassen, da er für die Brühe benötigt wird). Wer kein Lamm mag, kann auch Rindfleisch verwenden.

Zubereitung der Brühe:
Den Topf mit ausreichend Wasser füllen und darin mit dem Knochen und den Fleischresten sowie zwei dicken Scheiben Ingwer, einer Frühlingszwiebel und Koriandergrün eine kräftige Brühe zubereiten. Sie sollte nicht oder nur ganz leicht gesalzen werden.

Vorbereiten der Zutaten:
Pro Person ca. 100 g Lamm- oder Rindfleisch
1 Chinakohl
Glasnudeln

Nach Belieben zusätzlich
frische Champignons oder Shiitake-Pilze
Tofu
frischer Spinat oder Eisbergsalat

Die Fleischstücke einige Zeit in die Tiefkühltruhe legen, damit sie durch-
gefroren sind. Auf diese Weise lässt sich das Fleisch in hauchdünne
Scheiben schneiden. Diese werden auf einem Teller kreisförmig ange-
richtet. Dann wäscht man den Chinakohl und schneidet den ganzen Kopf
in ca. 4 cm breite Streifen. Die Glasnudeln mit kochendem Wasser überbrühen.

Für den Dip:
Sesampaste, ersatzweise Erdnussbutter
helle Sojasoße
Reiswein
Chiliöl oder Sambal
furu, salziger, fermentierter Tofu (in Gläsern im Chinaladen erhältlich)
dunkler Reisessig oder Balsamico

Zunächst wird Sesampaste oder Erdnussbutter mit etwas warmem
Wasser cremig gerührt, ebenso der *furu*. Dann stellt man alle Dip-Zu-
taten auf den Tisch, sodass sich jeder Gast damit in einem Schälchen
seine individuelle Mischung anrühren kann. Mittlerweile hat die Brühe
im Topf zu brodeln begonnen. Nun nimmt sich jeder mit seinen Stäbchen
Fleisch oder andere Zutaten und kocht sie darin gar. Das Fleisch, das unbedingt ganz dünn geschnitten sein muss, verfärbt sich innerhalb von
Sekunden und sollte dann sofort, in Dipp getaucht, verzehrt werden.
Ebenso alle anderen Zutaten. Wenn die Brühe zu sehr einkocht, muss
heißes Wasser nachgegossen werden. Zum Abschluss eines Feuertopf-
abends bekommt jeder Gast ein Schälchen der inzwischen delikat aro-
matisierten Brühe. Als Beilage werden, in Ermangelung echt chinesischer Sesambrötchen (*bing)*, griechische Pita-Brote gereicht, die man
vorher im Backrohr aufwärmt.

Maßnahmen für den Tag danach

Da in beiden Kulturen aus Anlass des Jahreswechsels viel gegessen und getrunken wird, möchten wir Ihnen an dieser Stelle eine Reihe von Übungen und Rezepten vorstellen, die die negativen Folgen von Völlerei und Alkoholgenuss erleichtern helfen.

Rezepte gegen akute Katerbeschwerden

1.) 2 frische Orangen entsaften. Den Saft in ein Glas geben, mit warmem Wasser auffüllen und sofort trinken.
2.) Bei Erbrechen nach übermäßigem Alkoholgenuss entsaftet man eine grüne Salatgurke zusammen mit 10 g frischem Ingwer. Diese Mischung zersetzt den Restalkohol im Körper und beruhigt den Magen.
3.) Ein Stück weißen Rettich in feine Streifen schneiden, in dunklen Reisessig einlegen und zuckern. Ähnliche Wirkung erzielt man, n-dem man auf die gleiche Weise das Herz eines Chinakohls anmacht.
4.) Man lege eine kalte Kompresse (ein in kaltes Wasser getauchtes und ausgewrungenes Handtuch) auf den *tanzhong* (Vorhof der Brust). Er liegt auf dem Brustbein, dort wo eine gedachte Linie zwischen den Brustwarzen kreuzt.

Leichtes für den Tag danach

1.) Tofu mit Tomate: Einen Seidentofu (weicher Tofu im Tetrapack) im Ganzen auf einen Teller legen und mit den kleinen Würfeln einer entkernten Tomate bestreuen. Mit gehackter Frühlingszwiebel und etwas Salz servieren. Dieser frische, leicht verdauliche Imbiss hilft beim Abbau von Restalkohol und belastet nicht den überbeanspruchten Magen.
2.) Stangensellerie mit weißen Mu-er-Pilzen: Stangensellerie in schräge Streifen schneiden und kurz blanchieren. Die weißen Mu-er-Pilze (Silberohren, *yin'er*) einweichen (Vorsicht, die Pilze quellen stark auf), waschen und in kochendem Wasser eine Minute blanchieren. In einer Schale die Zutaten mit weißem Essig, Salz, Zucker und Sesamöl anmachen.

Der Stangensellerie ist reich an Vitamin C, Eisen und Faserstoffen. Er benetzt die Milz, klärt die Augen und nährt das Blut. Die Silberohren sind ebenfalls vitaminreich und eiweißhaltig. Dieser erfrischende Salat beseitigt Kopfschmerzen und klärt den Kopf.

Übungen

☝ Massagen gegen Kater und Völlegefühl

Die Hände wie immer vor dem Massieren warmreiben, außerdem sollte es im Zimmer nicht zu kalt sein.

1.) Die Hand auf den Nabel des Patienten legen und 36-mal im Uhrzeigersinn, dann 36-mal in Gegenrichtung kreisen. Man berührt dabei Reizpunkte, die die Mitte harmonisieren, die Milz stärken und die Leber entgiften.
2.) Mit der flachen Hand den Bauch auf einer gedachten Linie zwischen Brustbein und Schambein ca. 20-mal auf und ab reiben. Der Patient wird daraufhin in diesem Bereich angenehme Wärme verspüren. Eine Stimulation dieser Punkte stärkt und normalisiert Magen- und Milzfunktion.

☝ Übung bei Völlegefühl und Blähungen

Im Sitzen den rechten Fuß auf das linke Knie legen und mit der linken Hand den oberen Teil der Fußsohle kräftig reiben, und zwar 108-mal auf und ab. Dann Fuß und Hand wechseln und gegengleich üben.

Hier bearbeiten wir den *yongquan*-Punkt (Sprudelnde Quelle), der die Leberfunktion anregt und den Magen stärkt.

☝ Atemübung nach exzessivem Alkoholgenuss

Entspannt auf einem Stuhl sitzen, den Kopf in den Nacken legen und das Gesicht dem Himmel zuwenden. Jetzt tief und gleichmäßig durch die Nase ein- und durch den Mund ausatmen, insgesamt 24-mal.

Mit dieser Übung wird Qi durch den Körper geleitet.

Quellenverzeichnis

An Ding: Yinshi bencao [Traditionelle Lebensmittelkunde]. Beijing 2004.

Da Meijun, Huang Ying (Hrsg.): Jiating siji jinbu yangsheng shouce [Häuslicher Leitfaden für die Gesundheitspflege in den vier Jahreszeiten]. Shanghai 2002.

Eberhard, Wolfram: Lexikon chinesischer Symbole. Köln 1983.

Hempen, Carl Hermann: dtv-Atlas Akupunktur. München, 3. Aufl. 1999.

Ji Dandan (Hrsg.): Shenhuo xiao qiaomen [Praktische Tipps für den Alltag]. Beijing 2004.

Li Hesheng: Selbstbehandlung häufiger Krankheiten. Beijing, 2. Aufl., 2000.

Mu Zhi: Shenti jiankang yiri yizhenyan [Gesund durchs Jahr]. Beijing 2005.

Sun Yong, Liu Hong: Ershisi jieqi yu yangsheng [Gesundheitsvorsorge in den 24 Jahresabschnitten]. Beijing 2005.

Wang Jian, Zhang Lin (Hrsg.): Sishi yangsheng wannianli [Gesund durch die Jahreszeiten mit dem traditionellen Kalender]. Beijing, 2004.

Wang Lie, Zhang Zhengru: Zhongguo ziran liaofa daquan [Kompendium der chinesischen Naturheilkunde]. Shanghai, 3. Aufl., 1998.

Xie Yingbiao (Hrsg.): Jiankang 365 [365 Tage im Jahr gesund]. Changsha, 2006.

Xie Yingbiao, Liu Haiyang: Dongji jinbu yu yangsheng kangfu [Stärkung für Winter und Rekonvaleszenz]. Beijing 2006.

Xu Guojun, Wang Qiang u. a.: Changyong zhongcaoyao caise tupu [Bestimmungsbuch häufig benutzter chinesischer Heilkräuter]. Fuzhou, 2. überarb. Aufl., 1999.

Yang Fei: Siji jiankang shanshi [Gesunde Ernährung in den vier Jahreszeiten]. Beijing 2006.

Zeng Qingnan: Methoden der traditionellen chinesischen Gesundheitspflege. Beijing, 3. Aufl., 1998.

Zhang Hude, He Wenbin: Huangdi neijing yangsheng quanshu – sishi yangsheng [Gesundheitsserie nach dem Klassiker des Gelben Kaisers der Inneren Medizin – Gesundheitsvorsorge in den vier Jahreszeiten]. Beijing 2001.

Zhong tu yangsheng wenhua yanjiu zhongxin (Hrsg.): Ershisi jieqi yangshengjing [Weg zur Gesundheit in den 24 Jahresabschnitten]. Kaifeng 2004.

Register